U0397424

[本草三部曲]

丛书总主编　殷佩浩

药食本草

高彩兰　殷佩浩　贺雪　林毅　主编

中国出版集团有限公司

世界图书出版公司
上海　西安　北京　广州

图书在版编目(CIP)数据

药食本草 / 高彩兰等主编 . — 上海 : 上海世界图书出版公司, 2024.5

(本草三部曲丛书 / 殷佩浩主编)

ISBN 978-7-5232-0861-8

Ⅰ. ①药… Ⅱ. ①高… Ⅲ. ①食物疗法 Ⅳ. ①R247.1

中国国家版本馆 CIP 数据核字(2023)第 203637 号

上海市普陀区科学技术委员会基金资助(项目编号 : 2020-KP03)。

书　　名	药食本草	
	Yaoshi Bencao	
主　　编	高彩兰　殷佩浩　贺　雪　林　毅	
责任编辑	沈蔚颖	
封面题字	徐云叔	
插　　图	郁紫丹	
出版发行	上海世界图书出版公司	
地　　址	上海市广中路 88 号 9–10 楼	
邮　　编	200083	
网　　址	http://www.wpcsh.com	
经　　销	新华书店	
印　　刷	江阴金马印刷有限公司	
开　　本	889 mm ×1194 mm　1/20	
印　　张	14.8	
字　　数	320 千字	
版　　次	2024 年 5 月第 1 版　　2024 年 5 月第 1 次印刷	
书　　号	ISBN 978–7–5232–0861–8/R · 690	
定　　价	128.00 元	

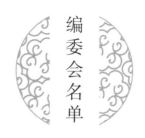

编委会名单

主　编　高彩兰　殷佩浩　贺　雪　林　毅

副主编　吴宏磊　孔　琪　贾琳琳

编　委（按姓氏拼音排序）

包益洁　丁　超　何　菁　侯怡飞　胡送娇　孔　琪

李妍茸　李宗恒　刘　祎　潘　刚　邱艳艳　尚　靖

石晓静　唐雪瑶　汪玉倩　王海静　王　璐　魏亦成

伍睿昕　夏　琪　胥孜杭　徐　可　徐琪玥　姚菁怡

袁　沁　袁泽婷　张祎稀　朱锐秋

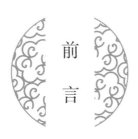

前　言

　　中医药是我国独具特色的医学科学和优秀传统文化，更是中华民族的瑰宝，几千年来为中华民族繁衍昌盛做出了重要贡献，对世界文明进步产生了积极影响。

　　凡膳皆药，寓医于食。中国千年来的生活体验，演化出"药食同源"文化。宋元方书《圣济总录》中有"人资食以为养，故凡有疾，当先以食疗之，盖食能排邪而保冲气也。"很多食物既可以做果腹之食，也能做治病之药。《医学入门》也有记载："上品药一百二十种为君，主养命以应天，无毒，多服久服轻身延年。中品药一百二十种为臣，主养性以应人，无毒或有毒，遏病补虚，斟酌其宜。下品药一百二十种为佐使，主治病以应地，多毒，除寒热，破积聚，不可久服。"通过饮食的调整可以达到养生目的，利用食物（谷肉果菜）性味方面的偏颇特性，能够有针对性地用于某些病证的治疗或辅助治疗，调整阴阳，使之趋于平衡。国家卫健委颁布的《既是食品又是药品的物品名单》是中国传统药食同源思想中"食疗"的体现，包括了运用中医理论的辨证治疗，食物中营养素对营养缺乏症的治疗，以及食物中一些非营养物质的特殊治疗作用；而《可用于保健食品的物品名单》中的保健食品则体现了"食养"的思想，运用传统中医理论，阐述食物的四性五味，结合现代营养学来保健养生。

　　药膳是一种兼有药物功效和食品美味的特殊膳食，既将药物作为食物，又将食物赋以药用；既具有营养价值，又可防病治病、强身健体、延年益寿。本书选取了日常生活中最常用的药食同源的中药，系统阐述了其产地、种植、性味归经、食用价值及药膳食疗方等，供广大喜爱营养学及中医药养生保健的读者参考使用。

　　《药食本草》一书在保持中医药特色优势的基础上，充分吸收、借鉴现代科学知识和方法手段，以"中国人生存、生活、生息的视角和方式"呈现本草文化精髓，帮助广大人民群众掌握简、便、验、廉的养生保健方法，读之获益匪浅。谨向各位同仁推荐，并借此书与致力于中医药研究的同道共勉。

林国强

中国科学院院士

中国中医科学院学部委员

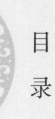

目 录

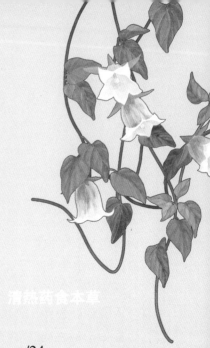

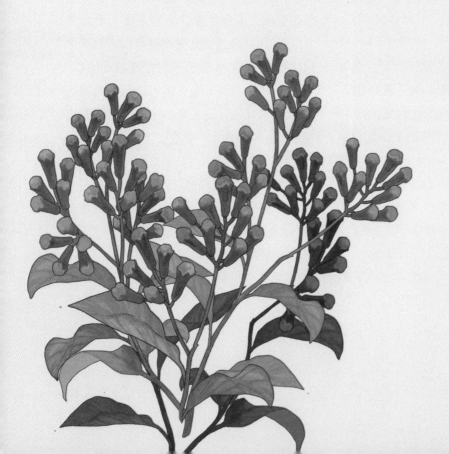

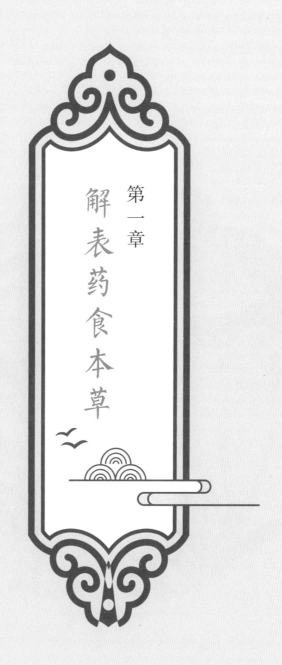

第一章

解表药食本草

药
食
本
草

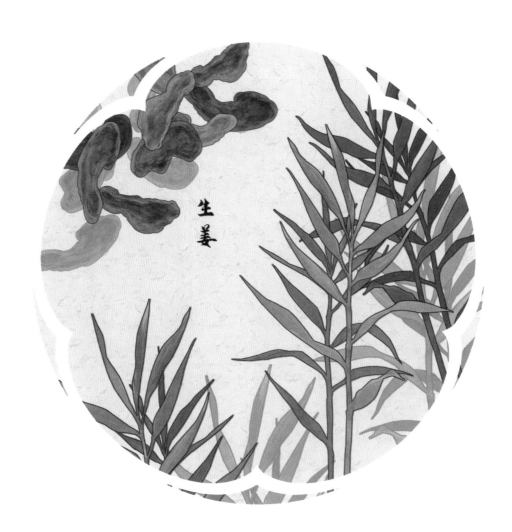

生姜

生姜（*Zingiber Officinale Rosc.*）别名姜根、百辣云、勾装指、因地辛、炎凉小子等，为姜科（*Zingiberaceae*）植物姜的新鲜根茎。秋、冬二季采挖，除去须根和泥沙。

性状　本品呈不规则块状，略扁，具指状分枝，长 4 ～ 18 厘米，厚 1 ～ 3 厘米。表面黄褐色或灰棕色，有环节，分枝顶端有茎痕或芽。质脆，易折断，断面浅黄色，内皮层环纹明显，维管束散在。气香特异，味辛辣。

产地　分布于中国中东部、东南部至西南部，来凤、通山、阳新、鄂城、咸宁、铜陵等地。

药食小典故

孔子"不撤姜食，不多食"：孔子在《论语·乡党》中集中记载了对饮食的态度和要求，关于饮食的安全及养生，孔子提出了"十不食"，其中就有对姜的论述："不撤姜食，不多食"，意思是每餐必须有姜，但也不多吃。孔子当时活了 73 岁，在春秋时期算是高寿，这或许与孔子喜食姜的饮食习惯是分不开的。

苏轼与驻颜不老方：苏东坡在《东坡杂记》中写道"予昔监郡钱塘，游净慈寺，众中有僧号聪明王，年八十有余，颜如渥丹，目光迥然。闻其所能，盖诊脉知吉凶如智缘者。自言服姜四十年，故不老。云姜能健脾温肾、活血益气。"后人将此方收载于《苏沈良方》中，叫做"驻颜不老方"。

药用价值

【**四气五味**】气微温，味辛。

【**归经**】归肺、脾、胃经。

【**功效**】解表散寒，温中止呕，化痰止咳，解鱼蟹毒。

【**主治**】风寒感冒，胃寒呕吐，寒痰咳嗽，鱼蟹中毒。

【**用法用量**】煎服，3 ～ 10 克，或捣汁服。

【**注意事项**】

（1）本品易耗气动血，伤阴助火，故阴虚内热，表虚有热，里有实热，疮疡热毒

第一章

解表药食本草

者忌服。

（2）积热患目疾及因热成痔者忌用。

【药用附方】

（1）治肺痿咳嗽，吐涎沫：生姜五两，人参二两，甘草二两，大枣十二枚，水三升，煮取一升半，分为再服。（《肘后备急方》）

（2）主痰澼，以姜附汤治之：取生姜八两，附子生用四两，四破之，二物以水五升，煮取二升，分再服。（《证类本草》）

食用价值

增进食欲： 生姜不仅可以驱寒暖身，还具有丰富的营养，吃姜可以刺激胃黏膜，促进胃肠道消化、吸收，改善胃口，增进食欲。同时，姜含有丰富的姜酮、姜烯，补充这两种元素可以有效缓解呕吐。

提神醒脑： 姜含有丰富的钾元素，又带有刺激性香味，醉酒的人吃姜，可以清醒头脑，保持情绪平稳。

美容养颜： 皮肤暗疮之炎症消退后，常会引发色素沉着，颜色陈旧暗淡的痘印，有碍观瞻。姜中含有一些植物挥发油成分，可促进血液循环，加速皮肤修复损伤，达到祛痘印、祛斑之效。

饮食注意

姜，素以药食俱佳见称，经常食用能保健强身，养生益寿，但阴虚体质的人群不建议多食。阴虚体质表现为手脚心发热，手心有汗、爱喝水，经常口干、眼干、鼻干、皮肤干、心烦易怒、睡眠不好，而姜性辛温，阴虚的人吃姜会加重阴虚的症状。

一年之内，秋不食姜；一日之内，夜不食姜。秋天气候干燥，燥气伤肺，再吃辛辣的生姜，容易伤害肺部，加剧人体失水、干燥，所以秋季不宜大量吃姜。此外，夜间吃姜也不宜过多，人体吸收姜辣素，在经肾脏排泄过程中会刺激肾脏，容易产生口干、咽痛、便秘等症状。

阴虚火旺、目赤内热者，或患有痈肿疮疖、肺炎、肺脓肿、肺结核、胃溃疡、胆囊炎、肾盂肾炎、糖尿病、痔疮者，都不宜长期食用生姜。

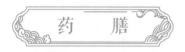

1. 姜茶

【配料与制作】生姜研碎后，加入蜂蜜和红糖，制成生姜酱密封保存。使用时，取一汤匙用开水冲泡，代茶饮。另外，将生姜切片或切丝，在沸水中浸泡 10 分钟后，加蜂蜜调匀，每日一服。

【功效主治】祛风散寒，抗衰老，美容颜。

2. 猪脚姜

【配料与制作】姜 500 克左右，洗净后，用刀背拍散，锅中不放油，小火炒干水分。炖锅中放入炒干的姜、倒入甜醋 1 千克左右、红糖 100 克，小火炖煮 30 分钟，关火，浸泡过夜。猪脚 1 千克左右，清洗干净，焯水，将猪脚放入锅中炒干水分。鸡蛋煮好，剥皮，备用。猪脚放入前一天的甜醋中，大火煮开后小火炖煮 30 分钟左右。放入鸡蛋，小火炖煮 40 分钟。待猪脚软烂，关火，浸泡过夜，让其入味。浸泡 2 天后食用更佳。每天需要煮开后浸泡，越入味越好吃。

【功效主治】增进食欲，健胃散寒，温经补血。

3. 当归生姜羊肉汤

【配料与制作】当归 150 克，生姜 250 克，羊肉 500 克。羊肉切块后，用一锅滚水汆烫去血水，捞出洗净沥干。生姜洗净后，切块，然后用菜刀拍扁；把适量水另外倒入汤锅里加热备用。将羊肉块倒入炒锅或大汤锅里，加入姜块，大火翻炒加热至姜味飘出，随即倒入热水，放入当归，一同煮开后，转成小火，续煮约 2 小时至皮肉皆软，最后加盐调味即可。煮时保持小火，大火煮容易有血沫，假如有血沫浮出来，要及时撇尽，这样煮好的汤才不会混浊。

【功效主治】补虚养血、散寒止痛；主治寒性疝气、腹痛及妇女产后调理等。

药
食
本
草

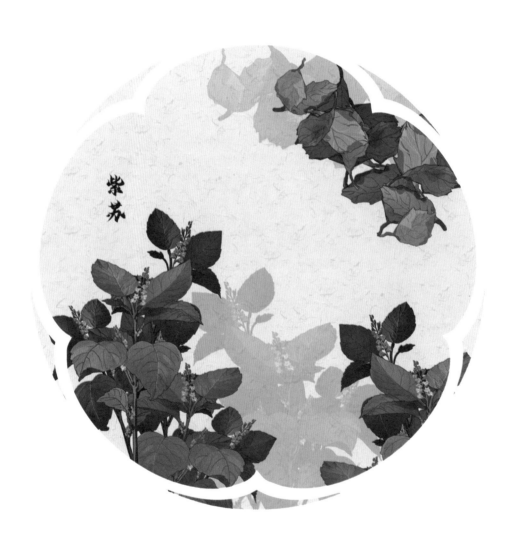

紫苏

紫苏别名桂荏、白苏、赤苏等，为唇形科植物紫苏（*Perilla frutescens*）的干燥叶（或带嫩枝）。夏季枝叶茂盛时采收，除去杂质，晒干。

性状 本品叶片多皱缩卷曲、破碎，完整展平后呈卵圆形，长 4～11 厘米，宽 2.5～9 厘米。先端长尖或急尖，基部圆形或宽楔形，边缘具圆锯齿。两面紫色或上表面绿色，下表面紫色，疏生灰白色毛，下表面有多数凹点状的腺鳞。叶柄长 2～7 厘米，紫色或紫绿色。质脆。带嫩枝者，枝的直径 2～5 毫米，紫绿色，断面中部有髓。

产地 分布于中国华北、华中、华南、西南及华东（包括中国台湾省）等地。

药食小典故

紫苏解鱼蟹毒： 相传有一天华佗带着徒弟在一条河边采药。忽听河湾里哗哗啦啦水响，掀起一层层波浪。一看，原来是一只水獭逮住了一条大鱼。水獭把大鱼叼到岸边。嚼吃了好一阵，把大鱼连鳞带骨通通吞进肚里，肚皮撑得像鼓一样。水獭撑得难受极了，辗转反侧仍不见好。后来，只见水獭爬到岸边一块紫草地边，吃了些紫草叶，又爬了几圈，跳跳蹦蹦地回到了河边，一会儿便舒坦自如地游走了。徒弟问华佗："为什么水獭吃了紫草就逐渐舒服了呢？"华佗对徒弟说："鱼属凉性，紫草属温性。用温性的紫草来解寒性，自然适合不过，水獭也就不难受了。"因为这种药草是紫色的，吃到腹中很舒服。所以，华佗给它取名叫"紫舒"。后来人们又把它叫做"紫苏"了——大概是音近的缘故吧。

药用价值

【四气五味】气温，味辛。

【归经】归肺、脾经。

【功效】解表散寒，行气和胃。

【主治】治感冒风寒，恶寒发热，咳嗽，气喘，胸腹胀满，胎动不安，并能解鱼蟹毒。

解表药食本草

【用法用量】煎服，5～10克；或入丸、散。

【注意事项】阴虚、气虚及温病者慎服。

【药用附方】

（1）治肺脏壅实，痰嗽秘滞：紫苏叶、桔梗、麻黄（去根节煮去浮沫）、羌活（去芦头）、牡丹皮、连翘（各一两）。上捣筛，每服三钱，水一盏半，煎至一盏去滓，温服，日三。(《普济方》)

（2）治咳逆短气，紫苏汤方：紫苏茎叶（锉一两），人参（半两）。上二味，粗捣筛，每服三钱匕，水一盏，煎至七分，去滓温服、日再。(《圣济总录》)

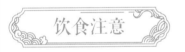

提高免疫： 紫苏全株均有很高的营养价值，具有低糖、高纤维、高胡萝卜素、高矿物质元素等特点。紫苏叶中含有丰富的胡萝卜素、维生素 C 有助于增强人体免疫功能。

美容养颜： 在嫩叶中，抗衰老素 SOD 在每毫克紫苏叶中含量高达 106.2 微克。嫩叶可生食、作汤，茎叶可腌渍，具有一定美容养颜功效。

饮食注意

由于紫苏有辛散之性，易耗气伤阴，所以气虚、阴虚者慎用。

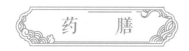

1. 紫苏粳米粥

【配料和制作】粳米 100 克，紫苏叶 15 克。调料：红糖。以粳米煮稀粥，粥成入紫苏叶稍煮，加入红糖搅匀即成。

【功效主治】健胃解表，适用于感冒风寒、咳嗽、胸闷不舒等病症。

2. 炸紫苏

【配料和制作】紫苏 150 克，酥炸粉 100 克。紫苏洗净，搅匀酥炸粉调成糊，下油锅炸至成熟酥脆即可。

【功效主治】解表散寒，行气和胃。

3. 凉拌紫苏叶

【配料和制作】嫩紫苏叶 300 克，蒜泥、盐、味精、酱油、醋、麻油各适量。先把紫苏叶择去杂物，用清水洗净，放入沸水锅内焯透，捞出，再用清水洗净，挤干水分，备用。将紫苏叶切成段，直接放入盘内，加入蒜泥、盐、味精、酱油、醋、麻油拌匀，即可食用。

【功效主治】行气和胃，适合脾胃气滞的人群食用。

薄 荷

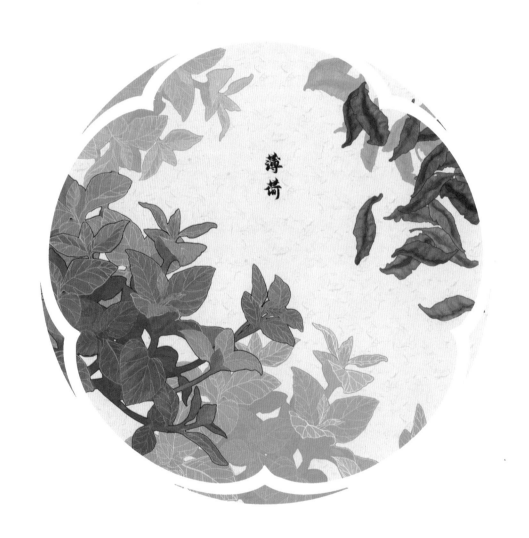

薄荷

薄荷别名银丹草等，为唇形科植物薄荷（*Mentha haplocalyx Briq.*）的茎叶。夏、秋二季茎叶茂盛或花开至三轮时，选晴天，分次采割，晒干或阴干。

性状 本品茎呈方柱形，有对生分枝，长 15 ～ 40 厘米，直径 0.2 ～ 0.4 厘米；表面紫棕色或淡绿色，棱角处具茸毛，节间长 2 ～ 5 厘米；质脆，断面白色，髓部中空。叶对生，有短柄；叶片皱缩卷曲，完整者展平后呈宽披针形、长椭圆形或卵形，长 2 ～ 7 厘米，宽 1 ～ 3 厘米；上表面深绿色，下表面灰绿色，稀被茸毛，有凹点状腺鳞。轮伞花序腋生，花萼钟状，先端 5 齿裂，花冠淡紫色。揉搓后有特殊清凉香气，味辛性凉。

产地 分布于中国南北各地。

药食小典故

薄荷煎汤洗漆痒： 一对师徒入山采药归来，徒弟一时好奇摸了漆树，边走身上就边瘙痒难耐。师傅闻后知是皮肤毛孔被漆树伤过后，毛窍闭塞，毒汗不能外排，中了漆痒症。恰巧在一条小溪旁边，长着一丛郁郁葱葱的植物，即是薄荷。徒弟便随手采来揉烂涂在自己手痒的地方，发现不仅止痒，而且凉快。之后又采了些回去煎薄荷水洗澡，那种瘙痒的漆树毒肿症状就全消了。然后徒弟记录道：薄荷煎汤，能洗漆疮。《药性论》记载，"薄荷能发毒汗"。薄荷通过把毛孔打开，让淤堵疏泄出来，所以痒可止，热可消，汗可排，毒可解，漆毒可愈。

药用价值

【**四气五味**】气凉，味辛。

【**归经**】归肺、肝经。

【**功效**】宣散风热，清头目，透疹。

【**主治**】风热感冒，风温初起，头痛，目赤，喉痹，口疮，风疹，麻疹，胸胁胀闷。

【**用法用量**】煎服，3 ～ 6 克，后下。

【注意事项】阴虚血燥，肝阳偏亢，表虚汗多者忌服。

【药用附方】

（1）治风热攻注，牙齿疼痛，久而不愈：薄荷叶（三钱），荆芥穗（半两），细辛（一钱），地骨皮（去粗皮，一两）。上件为粗末，每用七钱，水二盏煎至一盏半，去滓，食后温漱，冷吐。（《御药院方》）

（2）治妇人生风面疮。用薄荷、蝉蜕等分为末，酒调服。（《普济方》）

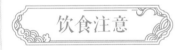

提神醒脑： 薄荷主要含挥发油，还含有葡萄糖苷及多种游离氨基酸，含有薄荷醇，可兴奋神经，改善疲劳感。

清热利咽： 薄荷所含的物质，能够帮助身体消炎止痛，同时还能辅助治疗感冒引起的发热、咽痛等症状，更是降低血压的一大良方。

增进食欲： 如有恶心、消化不良、便秘以及腹胀等消化道症状，都可以适当食用薄荷，可以帮助缓解不适。

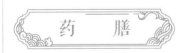

薄荷性凉，孕妇不宜过多食用；薄荷有抑制乳汁排泄的作用，哺乳中的妇女也不宜多用；肺虚咳嗽、阴虚发热多汗、血虚眩晕患者也应慎用；薄荷具有提神醒脑的功效，故晚上不宜饮用过多。

药　膳

1. 薄荷粥

【配料和制作】鲜薄荷30克或干品15克，加清水1 000毫升，用中火煮成约500毫升，冷却后捞出薄荷，留汁。粳米150克煮粥，待粥将熟时，加入薄荷汤及少许冰糖，煮沸即可。

【功效主治】清心怡神，疏风散热，增进食欲，帮助消化。

2. 薄荷炒猪肝

【配料和制作】薄荷叶 30 克洗净，切成细丝；猪肝 250 克洗净，切片，用淀粉、盐、酱油、白糖抓匀，姜切片，葱切段，黄花菜 25 克洗净，切成两半。炒锅置火上烧热，加入素油，烧六成热时，入适量姜、葱爆香，再入猪肝，炒变色，加入薄荷、黄花菜、盐、鸡精，炒熟即成。

【功效主治】疏风，利水，解毒。适用于头痛、目赤、水肿、虫积食滞、便秘等症。

3. 薄荷豆腐

【配料和制作】鲜薄荷叶 50 克，豆腐 2 块，鲜葱 3 条，加 2 碗水煎，待煎至水减半时即趁热食用。

【功效主治】可治伤风鼻塞、打喷嚏、流鼻涕等症。

4. 薄荷鸡丝

【配料和制作】将胡萝卜洗净切成丝，洋葱切丝，薄荷叶洗净撕成小片，杏仁切碎，备用。鸡胸肉洗净后，放入锅中，加姜片，煮 30 分钟，煮的过程中将浮沫撇出；煮至鸡肉快熟时，将胡萝卜丝倒入，一起煮约 3 分钟后关火。将煮好的鸡肉和胡萝卜丝分别捞出来。待鸡肉稍凉，将肉撕成丝，然后将洋葱丝、薄荷叶、胡萝卜丝和杏仁碎与鸡丝混合，撒上调料拌匀即可。

【功效主治】清火解暑、解郁疏肝。适合夏季容易中暑、咽喉疼痛、心情不畅、易上火体质的人群食用。

5. 薄荷鱼卷

【配料和制作】鲜薄荷叶适量洗净切碎，加入盐、味精拌匀稍腌。将草鱼宰杀，去鳞、内脏及鳃，洗净，剔下鱼肉，去刺，片成薄片，加入姜片、精盐、料酒、胡椒粉、味精拌匀，腌入味；鸡蛋倒在碗里，加精盐，打散；将鱼片放入薄荷叶。卷成鱼卷，拍上干淀粉，蘸匀鸡蛋液，滚上一层面包屑即成薄荷鱼卷生坯；炒锅注油烧至四成热，下入薄荷鱼卷生坯炸至金黄色且鱼肉熟透，捞出，控油，装盘即可。

【功效主治】利咽和胃、清火祛风。适合咽喉不适、消化不良、容易感冒的人群食用。

药
食
本
草

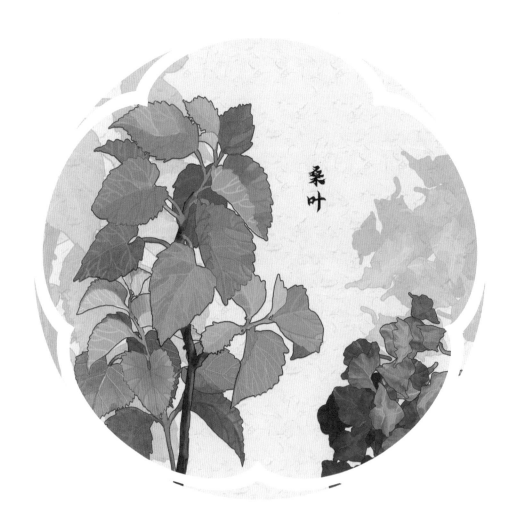

桑
叶

桑叶（*Folium Mori*）别名家桑、荆桑、桑葚树、黄桑叶等，为桑科植物桑（*Morus alba L.*）的干燥叶。初霜后采收，除去杂质，晒干。

性状 本品多皱缩、破碎。完整者有柄，叶片展平后呈卵形或宽卵形，长 8 ～ 15 厘米，宽 7 ～ 13 厘米。先端渐尖，基部截形、圆形或心形，边缘有锯齿或钝锯齿，有的不规则分裂。上表面黄绿色或浅黄棕色，有的有小疣状突起；下表面颜色稍浅，叶脉突出，小脉网状，脉上被疏毛，脉基具簇毛。质脆。气寒，味淡甘、微苦涩。

产地 分布于中国江苏、浙江等地。

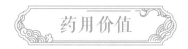

桑叶酸寒可敛汗： 相传严州山寺曾有一位游僧，盗汗 20 年，每晚睡觉都汗出不止，每次早起都发现被褥尽湿，很是苦恼。后来在当地人的推荐下，每天用霜桑叶冲服，三日之内便止住了盗汗，这也是桑叶酸寒收敛皮肤腠理的缘故。

药用价值

【四气五味】气寒，味苦、甘。

【归经】归肺、肝经。

【功效】疏散风热，清肺润燥，清肝明目，平抑肝阳，凉血止血。

【主治】风热感冒，温病初起，肺热咳嗽，肝阳上亢眩晕，目赤昏花，血热妄行之咳血、吐血。

【用法用量】煎汤内服，9 ～ 10 克；研末入丸、散；外用煎水洗或捣敷。

【注意事项】经期妇女及孕妇不宜使用。

【药用附方】

（1）治诸肿疔疮，眼内火光出，昏迷不醒：上于三月辰日，采桑叶荆叶，用竹针穿成孔，用纸裹风内阴干，至端午日研为细末，用蟾酥和为丸，如小豆大，用时再以雄黄同药一丸研细，放舌中，汗出效。（《奇效良方》）

（2）治出泪作痒：用经霜桑叶不拘多少煎汤洗眼。(《医方集宜》)

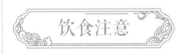

养血生血： 桑叶中含有较多的叶酸，每克桑叶大约含叶酸 105 微克，它能参与核酸的合成，可起到防治贫血和促进生长的作用，对人体健康有一定益处。

美容养颜： 桑叶中具有较高含量的黄酮化合物和桑苷，黄酮化合物能有效延缓衰老，并有美容作用。

提高免疫： 桑叶中含有丰富的钾、钙、铁和维生素 A、维生素 B_1、维生素 B_2、维生素 B_3、维生素 C、叶酸以及铜、锌等人体所需的微量元素，能够一定程度提高人体免疫力。

饮食注意

桑叶性寒凉，与番茄、苦瓜等寒性食物同服可能会加重身体负担，脾胃虚寒者慎服。

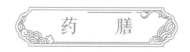

药　膳

1. 桑叶荷叶粥

【配料和制作】桑叶 10 克，新鲜荷叶 1 张，粳米 100 克，白糖适量。桑叶、新鲜荷叶洗净煎汤，取汁去渣，加入粳米（洗净）同煮成粥。兑入白糖调匀即可，供早晚餐温热服，或作点心食。

【功效主治】降血压，降血脂，散瘀血，解暑热，适用于高血压、高血脂、肥胖症。

2. 桑叶山楂茶

【配料和制作】桑叶 15 克，生山楂 20 克。水煎或开水冲泡 10 分钟后即可饮用。每日 1 剂代茶饮。

【功效主治】健脾、消食、清热、降脂，适用于高血压、冠心病、高脂血症和肥胖等。

菊 花

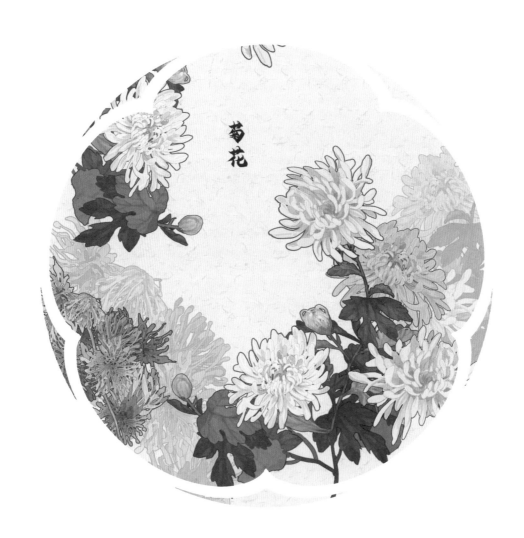

菊花

菊花别名节华、金精、馒头菊、甘菊等，为菊科（*Compositae*）菊属［*Dendranthema morifolium (Ramat.) Tzvel.*］的干燥头状花序。9～11月花盛开时分批采收，阴干或焙干，或熏、蒸后晒干。药材按产地和加工方法不同，分为"亳菊""滁菊""贡菊""杭菊""怀菊"。

性状 亳菊呈倒圆锥形或圆筒形，有时稍压扁呈扇形，直径 1.5～3 厘米，离散。总苞碟状，总苞片 3～4 层，卵形或椭圆形，草质，黄绿色或褐绿色，外面被柔毛，边缘膜质。气清香，味甘、微苦。滁菊呈不规则球形或扁球形，直径 1.5～2.5 厘米。舌状花类白色，不规则扭曲，内卷，边缘皱缩，有时可见淡褐色腺点；管状花大多隐藏。贡菊呈扁球形或不规则球形，直径 1.5～2.5 厘米。舌状花白色或类白色，斜升，上部反折，边缘稍内卷而皱缩，通常无腺点；管状花少，外露。杭菊呈碟形或扁球形，直径 2.5～4 厘米，常数个相连成片。舌状花类白色或黄色，平展或微折叠，彼此粘连，通常无腺点；管状花多数，外露。怀菊呈不规则球形或扁球形，直径 1.5～2.5 厘米。多数为舌状花，舌状花类白色或黄色，不规则扭曲，内卷，边缘皱缩，有时可见腺点；管状花大多隐藏。

产地 分布于中国南北各地。

药食小典故

乾隆与杭白菊： 清朝乾隆期间，乾隆皇帝沿运河下江南，龙船摇到离杭州不远的塘栖武林码头，乾隆本想上岸游览江南风光，谁知道，因为一路的颠簸，皇后感了风寒，觉得头痛鼻塞、四肢无力。乾隆十分着急，但船上没有治疗风寒的药材，无奈只能到杭州再想办法。在大家都束手无策的时候，有一名送茶的伙夫到船上，对乾隆说："我有良药可以治疗皇后的病。"说罢，他跳上岸去，从田野里采了几把野菊花，清洗后用开水冲泡，给皇后服下。皇后娘娘喝了野菊花冲泡的茶水后，第二天头居然就不疼了，鼻子也不堵塞了，恢复了精神。乾隆见皇后的身体恢复得这么快，心里十分高兴，便一个劲地夸野菊花是神药，并立即提笔展纸挥毫而就"武林神菊"四个大字。于是，杭州产的菊花便成了贡品。自此，杭菊、亳菊、滁菊、怀菊并列为中国"四大菊花"。

药用价值

【四气五味】气微寒，味苦、甘。

【归经】归肺、肝经。

【功效】散风清热，平肝明目，清热解毒。

【主治】风热感冒，头痛眩晕，目赤肿痛，眼目昏花，疮痈肿毒。

【用法用量】煎服，10～15克；或入丸、散；或泡茶。外用：适量，煎水洗；或捣敷。

【注意事项】气虚胃寒，食少泄泻之病，宜少用之。凡阳虚或头痛而恶寒者均忌用。

【药用附方】

（1）治风痰气厥，头疼昏眩，菊花散方：菊花（一两），白附子（炮三分），防风（去叉半两），甘草（炙一分），枳壳（去瓤麸炒三分）。上五味，捣罗为散，每服二钱匕，以腊茶清调服，不计时候。（《圣济总录》）

（2）治妇人血风，眩晕头痛：菊花、当归、旋复花、荆芥穗（各等分）。上为细末，每服一钱，水一盏，葱白三寸，茶末一钱，煎至七分，通口服。（《妇人大全良方》）

食用价值

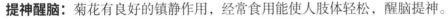

提神醒脑： 菊花有良好的镇静作用，经常食用能使人肢体轻松，醒脑提神。

养肝明目： 菊花涂抹眼睛可消除浮肿，平常可以泡一杯菊花茶来喝，能消除眼疲劳。如果每天喝3～4杯菊花茶，对恢复视力也有一定作用。

清热解毒： 菊花性味苦寒，善于清热解毒，尤善解疔毒，可用来辅助治疗疮肿毒。

提高免疫： 菊花久服或饮菊花茶能令人长寿。菊花花瓣中含有17种氨基酸，其中谷氨酸、天冬氨酸、脯氨酸等含量较高。此外，还富含维生素及铁、锌、铜、硒等微量元素，能增强免疫。

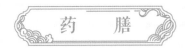

饮食注意

　　阳虚体质的人，如果一味地喝具有清热泻火功效的菊花茶，容易损伤正气，越喝越虚，尤其是脾胃虚寒的人，多喝性凉的菊花茶还容易引起胃部不适，导致反酸。可见，用菊花茶来降火清热也是有选择的，不能千人一方。味苦的野菊花最好不要饮用。有过敏体质的人如果想喝菊花茶，应先泡一两朵试试，如果没问题再多泡，但也不应过量饮用。此外，由于菊花性凉，体虚、脾虚、胃寒病者，容易腹泻者不要喝。

药　膳

1. 菊花茄子羹

　　【配料和制作】杭菊花 40 克，茄子、调味品各适量。制法：将菊花加水煮沸 30 分钟左右，去渣取汁。茄子洗净，切成斜片，放入烧热的素油锅内翻炒至快熟时，调入葱、姜、淀粉和菊花汁，翻炒片刻，滴入麻油即可。

　　【功效主治】清热解毒，适用于酒后口渴。

2. 杞菊鸡片

　　【配料和制作】枸杞子 10 克，菊花 30 克，鸡肉 150 克，调料适量。制法：将枸杞子、菊花洗净备用；鸡肉洗净切片；锅中放植物油适量，烧热后，下鸡片滑散，调入调味品等，至熟时下枸杞子、菊花，再炒片刻。

　　【功效主治】滋补肝肾，生精养血。

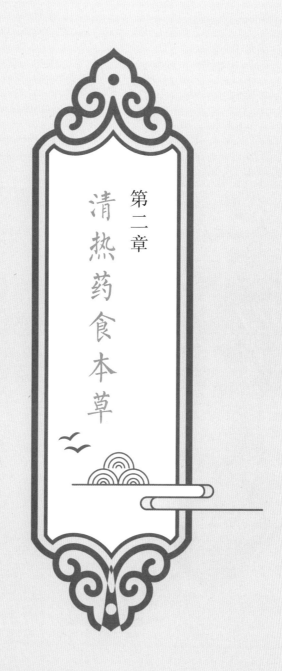

第二章

清热药食本草

金银花

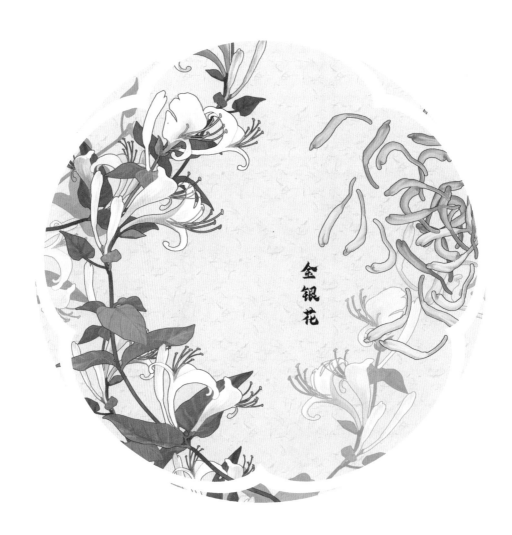

金银花

金银花别名银花、双花、二花、二宝花等，为忍冬科植物忍冬（*Lonicera japonica Thunberg*）、红腺忍冬（*Lonicera hypoglauca*）、山银花（*Lonicera confusa*）或毛花柱忍冬（*Lonicera dasystyla Rehd.*）的干燥花蕾或带初开的花。夏初花开放前采收，干燥。

性状 本品呈棒状，上粗下细，略弯曲，表面黄白色或绿白色（贮久色渐深），密被短柔毛，偶见叶状苞片，花萼绿色，先端 5 裂，裂片有毛，开放者花冠筒状，先端二唇形；雄蕊 5 个，附于筒壁，黄色；雌蕊 1 个，子房无毛；气清香，味淡、微甘。

产地 分布于中国山东、陕西、河南、河北、湖北、江西、广东等地。

药食小典故

孙思邈识金银花： 相传，孙思邈一日看病归来，见两姐妹晒药，便讨茶喝。孙思邈一口气喝完，只觉甘洌甜美，热清神爽，便问其花何名。告之曰："这种花初开如银，久则如金，故名金银花。"孙思邈悟到其药性，在后来不少方剂中以此花为主药。

药用价值

【四气五味】气寒，味甘。

【归经】归肺、心、胃经。

【功效】清热解毒，疏散风热。

【主治】痈肿疔疮，喉痹，丹毒，热毒血痢，风热感冒，温病发热。

【用法用量】煎服，6～15 克。

【注意事项】

（1）脾胃虚寒及气虚体弱者忌用。

（2）慢性肿疡和溃疡患者忌用。

【药用附方】

（1）治脚气筋骨疼痛：用金银花为末，每服二钱，热酒调下，或锉碎，同木瓜、白芍药、官桂、当归、甘草，酒水各半钟煎，去滓，空心热服。（《仁斋直指方论（附补

遗)》）

（2）治下疳疮：金银花、荆芥、朴硝、蛇床子、甘松、白芷、槟榔（各一两）上咀，每用五钱，水五碗，加葱白二根，同煎数沸，盆盛水，先熏后洗，却上药。(《奇效良方》)

食用价值

清热解毒：金银花可以治疗泻痢，具有很好的凉血止痢的作用，还有助于排出身体的毒素，从而改善身体的新陈代谢。

提高免疫：金银花可以增强身体的免疫能力，促进淋巴细胞的转化，还可以预防癌症，抗击肿瘤。

饮食注意

金银花无明显食用禁忌，但由于性寒，故脾胃虚寒者不宜服用。在月经期间和怀孕期间也不建议服用，冬天也不适合服用金银花。

药食本草

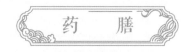

药膳

1. 金银花薄荷茶

【配料和制作】将金银花、薄荷适量用沸水冲泡，加盖闷 15 分钟，加入蜂蜜即可。

【功效主治】清热解暑，可消除痱子。

2. 金银花饮

【配料和制作】金银花、山楂适量热水冲泡，代茶饮。

【功效主治】开胃、消食。

3. 金银花露

【配料和制作】金银花的花、叶加水，先用猛火后用小火蒸 30 分钟，滤出汤汁加冰糖后饮用。

【功效主治】清热、解暑。

马齿苋

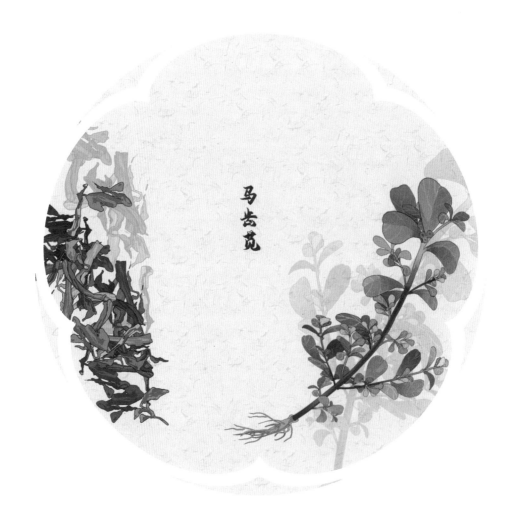

马齿苋

马齿苋别名马苋、五行草、长命菜、马齿菜、蚂蚱菜等，为马齿苋科植物马齿苋（*Portulaca oleracea* L.）的干燥地上部分。夏、秋二季采收，除去残根和杂质，洗净，略蒸或烫后晒干。

性状 本品多皱缩卷曲，常结成团。茎圆柱形，长可达30厘米，直径0.1～0.2厘米，表面黄褐色，有明显纵沟纹。叶对生或互生，易破碎，完整叶片倒卵形，长1～2.5厘米，宽0.5～1.5厘米；绿褐色，先端钝平或微缺，全缘。花小，3～5朵生于枝端，有花瓣5片，黄色。蒴果圆锥形，长约5毫米，内含多数细小种子。气微，味微酸。

产地 广泛分布于中国南北各地。

药食小典故

"太阳草"马齿苋： 相传，在上古时代，天上有十个太阳，大地烤裂，草木皆枯，河水干涸，使人和动物无法生存。一名叫后羿的勇士，擅长射箭，为了让人们能够生存，他先后射落了九个太阳，尚存一个太阳藏在了马齿苋下，后羿没有找到。太阳为了报答马齿苋救命之恩，便在盛夏来临之时，保证不会晒死马齿苋，反而会令其开花结籽，生长旺盛，故马齿苋有"太阳草""报恩草"之名。

药用价值

【四气五味】气寒，味酸。

【归经】归肝、大肠经。

【功效】清热解毒，凉血止血，止痢。

【主治】热毒血痢，痈肿疔疮，湿疹，丹毒，蛇虫咬伤，便血，痔血，崩漏下血。内服可主治肠炎、菌痢等多种疾病，是防治痢疾、泄泻的特效中草药之一；外用可治痈肿、恶疮、痔疮肿毒、湿疹、皮炎等。

【用法用量】煎服，9～15克。外用适量捣敷患处。

【注意事项】

（1）脾胃虚寒者慎用。

（2）孕妇忌用。

【药用附方】

（1）治脚气，头面浮肿，心腹胀满，小便涩少：马齿苋（净洗四两），粳米（一合），酱汁（半合）。上三味，以水三盏，先煮粳米，次下马齿苋，俟菜熟，入酱汁调和食之，日宜一次。（《圣济总录》）

（2）治赤白痢：用马齿苋捣，绞汁三大合，和鸡子白一枚，先温冷热，及下苋汁。微温，取顿服之，不过再作则愈，不问老稚，孕妇悉可服。（《普济方》）

食用价值

利水消肿：马齿苋含有大量的钾盐，有良好的利水消肿作用；钾离子还可直接作用于血管壁上，使血管壁扩张，阻止动脉管壁增厚；马齿苋中 Ω-3 脂肪酸含量很高，Ω-3 脂肪酸能抑制人体对胆汁酸吸收，改善血管壁弹性，从而起到降低血压、降低血液胆固醇的作用，对防治心血管疾病很有利。

提高免疫：马齿苋含有丰富的二羟乙胺、苹果酸、葡萄糖、钙、磷、铁以及维生素 E、胡萝卜素、B 族维生素、维生素 C 等营养物质，这些物质可提高免疫，有效防止癌细胞的增殖。

饮食注意

腹部受寒引起腹泻的人不宜吃马齿苋；马齿苋是滑利的，有滑胎的作用，故孕妇禁吃马齿苋；马齿苋与鳖甲相克，不要同服。

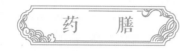

药　膳

1. 凉拌马齿苋

【配料与制作】干马齿苋 150 克，蒜泥 15 克，盐、酱油、味精、麻油各适量。取干马齿苋，择除杂质和老根部分，用水浸泡一夜，上笼蒸透，切成小段，置于盆内，撒上精盐，加入蒜、酱油、味精、麻油，反复拌匀，待稍入味即可。

【功效主治】清热利湿、涩肠止泻的功效。适合时有大肠湿热泄泻的人群食用。

2. 马齿苋炒鸡蛋

【配料与制作】鲜马齿苋 120 克，鸡蛋 3 个，精盐、黄酒、植物油、酱油、味精各适量。将马齿苋择去杂物，用温水泡 10 分钟，清水洗净切成段。鸡蛋打散，加入马齿苋调匀，放入精盐、黄酒、酱油、味精，调味。炒锅上火，放油烧热，将马齿苋蛋液倒入锅内炒熟，装盘即成。

【功效主治】清热解毒、益气补虚。适合脾胃虚弱、夏秋季节易患泄泻的人群食用。

蒲公英

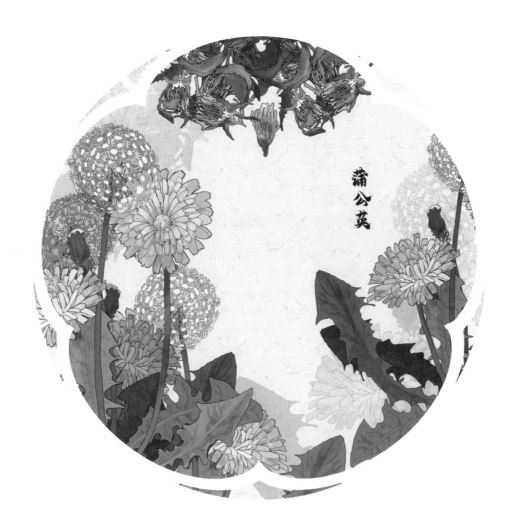

蒲公英

蒲公英别名黄花地丁、婆婆丁、华花郎等，为菊科植物蒲公英（*Taraxacum mongolicum Hand.-Mazz.*）、碱地蒲公英（*Taraxacum sinicum Kitag.*）或同属数种植物的干燥全草。春至秋季花初开时采挖，除去杂质，洗净，晒干。

性状　本品呈皱缩卷曲的团块。根呈圆锥状，多弯曲，长3～7厘米；表面棕褐色，抽皱；根头部有棕褐色或黄白色的茸毛，有的已脱落。叶基生，多皱缩破碎，完整叶片呈倒披针形，绿褐色或暗灰绿色，先端尖或钝，边缘浅裂或羽状分裂，基部渐狭，下延呈柄状，下表面主脉明显。花茎1至数条，每条顶生头状花序，总苞片多层，内面一层较长，花冠黄褐色或淡黄白色。有的可见多数具白色冠毛的长椭圆形瘦果。气寒，味微苦。

产地　分布于中国江苏、湖北、河南、安徽、浙江、黑龙江、吉林、辽宁、内蒙古、河北、山西、陕西、甘肃、青海、山东、浙江、福建北部、中国台湾、湖南、广东北部、四川、贵州、云南等地。

药食小典故

蒲公英治乳痈：相传在很久以前，有个十六岁的大姑娘患了乳痈，乳房又红又肿，疼痛难忍。但她羞于开口，只好强忍着。这事被她母亲知道了，在当时从未听说过大姑娘会患乳痈，以为女儿做了什么见不得人的事。姑娘见母亲怀疑自己的贞节，又羞又气，更无脸见人，便横下一条心，在夜晚偷偷逃出家园投河自尽。事有凑巧，当时河边有一渔船，上有一个蒲姓老爷和女儿小英正在月光下撒网捕鱼。他们救起了姑娘，问清了投河的根由。第二天，小英按照父亲的指点，从山上挖了一种小草，洗净后捣烂成泥，敷在姑娘的乳痈上，不几天就霍然而愈。以后，姑娘将这草带回家园栽种。为了纪念渔家父女，便叫这种野草为蒲公英。

药用价值

【四气五味】气寒，味苦、甘。
【归经】归肝、胃经。

【功效】清热解毒，消肿散结，利尿散结。

【主治】疔疮肿毒，乳痈，瘰疬，目赤，咽痛，肺痈，肠痈，湿热黄疸，热淋涩痛。

【用法用量】煎服，10～15 克。外用鲜品适量。

【注意事项】用量过大可致缓泻。

【药用附方】

（1）治乳肿痛身发寒热：蒲公英，金银花，青皮，橘叶，甘草节，白芷，贝母，桔梗，白水煎服。（《医方集宜》）

（2）治吹乳：蒲公英，金银花共一处煎浓，加黄酒服。（《鲁府禁方》）

食用价值

美容养颜： 经常服用蒲公英水能够很好的改善皮肤出现的皮肤炎或者是湿疹等情况。蒲公英花朵可以祛除雀斑，所以一些经常长斑的女性可以适当多喝。

清热解毒： 蒲公英非常适合用在各种热毒疾病方面，其中清肝热的效果非常的不错，对于治疗一些由于肝热所引起的严重发红、肿痛的情况，以及多种伤口感染后或者是化脓的疾病治疗效果也是非常不错的。

提高免疫： 蒲公英中含有蒲公英素、蒲公英醇、胆碱以及有机酸和菊糖，除此之外还含有大量的碳水化合物、蛋白质以及微量元素和维生素，常泡水饮用能提高免疫力。

饮食注意

用量不宜过大，常规用量煎服后，偶见有胃肠道反应，如恶心、呕吐、腹部不适及轻度泄泻；蒲公英主要适用于热证感染，不可用于感染属于阴寒证，无热象，病程较长，体质虚弱患者；也不可将蒲公英清热解毒的作用简单地看成能抗菌消炎而加以滥用，会产生不良反应。服用蒲公英炮制的酒后，个别人会出现一些麻疹或全身瘙痒等过敏症状。

药食本草

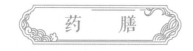

药　膳

1. 蒲公英菜卷

【配料和制作】蒲公英 100 克，干豆腐 3 张，鸡蛋 2 个，黄豆酱 1 袋，葱，植物油。蒲公英用淡盐水浸泡，择洗干净，将鸡蛋磕入碗内，打散，准备好黄豆酱，锅加水烧开。将干豆腐对半切开，下入干豆腐焯水 2 ～ 3 分钟，捞出投凉，取一张干豆腐平铺开，放上蒲公英，将蒲公英卷在里边，卷紧，将菜卷平均切成 3 份，其余依样做好，码在盘内，锅加油烧热，淋入蛋液，待蛋液凝固，翻炒成小块。下入葱花炒香，下入黄豆酱翻炒均匀，淋入适量水，烧开煮 1 ～ 2 分钟，盛出，吃菜卷时配上鸡蛋酱即可。

【功效主治】清热解毒。可治目赤、咽痛。

2. 蒲公英馅煎饺

【配料和制作】蒲公英洗净，锅中放水烧开，下入蒲公英焯汤，捞出过凉水沥干，猪肉剁成肉末，蒲公英剁细，干香菇泡发后剁细，蒜切末，在肉末中分成加入浸泡香菇的水，顺时针搅拌，使肉末中充分吸收水分。肉末、蒲公英、香菇、蒜末混合放在深盆中，加入淀粉、盐、蚝油、料酒、生抽和香油搅拌均匀，和好的饺子馅，包好的柳叶饺，平底锅放少许油烧热，摆入饺子，小火煎 1 分钟。加入适量水，盖盖焖烧。待水分干时，撒入香菜，香菜混合着蒲公英的清香，会让你入口即赞。

【功效主治】清热解毒，可帮助缓解疮疡肿痛。

苦丁茶

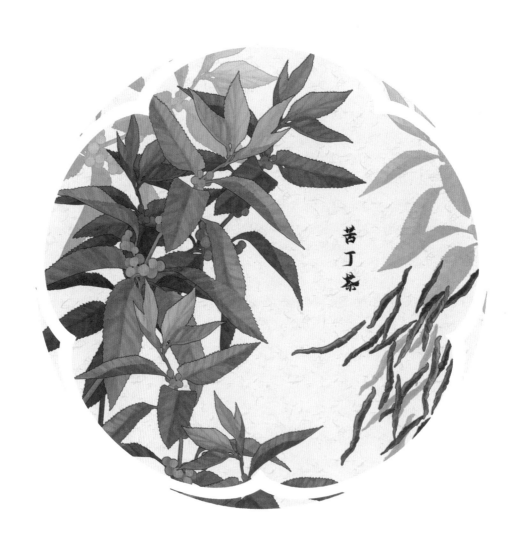

苦丁茶

苦丁茶别名菠萝树、大叶茶、苦灯茶等，为冬青科植物枸骨（*Ilex cornuta Lindl. et Paxt.*）、大叶冬青（*Ilex latifolia Thunb.*）、苦丁茶冬青（*Ilex kudingcha C.J. Tseng*）的干燥叶。采收嫩叶，除去杂质，干燥。

性状 本品叶呈卵状长圆形或长椭圆形，有的破碎或纵向微卷曲，长 8～17 厘米，宽 4.5～7.5 厘米；先端锐尖或稍圆，基部钝，边缘具疏齿；上面绿色或灰绿色，有光泽，下面黄绿色；叶柄粗短，长 15～20 厘米；革质而厚；气寒，味微苦。

产地 分布于中国长江下游各省及福建等地。

药食小典故

茶女阿香与苦丁茶： 苦丁茶嫩芽呈紫红色，传说是被茶女阿香的鲜血染红的。古时候有一个名叫阿香的茶女，因为长得美，官府欲将其选进宫中，但阿香死活不肯，被送进宫那天，她趁人不备，跳崖而死，鲜血溅到苦丁茶芽上，茶芽遂从绿色变成紫红色，味道也变得甘甜香浓，后来人们把苦丁茶称为紫笋茶。

药用价值

【四气五味】气寒，味甘、苦。

【归经】归肝、肺、胃经。

【功效】疏风清热；明目生津。

【主治】风热头痛，齿痛，目赤，聤耳，口疮，热病烦渴，泄泻，痢疾。

【用法用量】煎服，3～9 克；研末入丸剂。外用：煎水熏洗或涂擦。

【注意事项】风寒感冒者、虚寒体质者、慢性胃肠炎患者、经期女性、新产妇、老年人和婴幼儿慎服。

【药用附方】

（1）治一切痰气凝结：苦丁茶、孩儿茶（各五钱），牛黄（四钱）、天花粉（三钱）、川贝母、硼砂、真沉香（各二钱）。上为末，蜜丸如鸡豆大，噙口中润下。（《丹台玉案》）

（2）治疗疮肿毒：（苦丁茶）取汁内服，杵烂外敷。（《本草易读》）

食用价值

减肥降脂： 苦丁茶具有明显降低血清总胆固醇、三酰甘油及低密度蛋白的含量，临床上能很好的预防高脂血症、高血压以及动脉粥样硬化的形成与发展；平日喝些苦丁茶会有一定的减肥效果。

安神助眠： 苦丁茶可用于因上火所致的心烦气躁，平复烦躁心情，改善睡眠质量不好、失眠的情况。

饮食注意

女性月经期处于失血状态，抵抗力降低，此时如果喝寒性的苦丁茶，极易导致气血受寒而凝滞、经血排出不畅，引发痛经，严重者可造成月经不调。经常痛经的女性，即使不是在经期，也最好少喝苦丁茶。

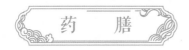

1. 苦丁三七粟米粥

【配料和制作】苦丁茶、三七粉各 6 克，粟米 100 克。苦丁茶水煎 2 次，去渣取汁，将粟米洗净后放入锅内；加入药汁，大火煮沸后，用小火煲成粥，调入三七粉即可。

【功效主治】平抑肝阳，化痰息风，可治疗中老年原发性高血压，以头痛、肢体麻木为主症者。

2. 苦丁山药煲苦瓜

【配料和制作】苦丁茶、山药各 15 克，苦瓜 250 克，猪瘦肉 50 克。苦丁茶水煎 2 次，去渣取汁；山药洗净后切片；苦瓜去瓤，洗净后切片；猪瘦肉洗净，切薄片；生姜切丝，葱切段。将炒勺放火上烧热，加入花生油，烧至六成热，加入猪肉片，炒至猪肉变色时下苦瓜、山药、生姜、葱、食盐、酱油、鸡汤，烧开后撇去浮沫，再加入苦丁茶汁，烧开后改用小火炖至苦瓜熟、汤稠，调入味精，拌匀即可。佐餐食用。

【功效主治】滋阴潜阳，明目生津，可治疗原发性高血压合并糖尿病，以眩晕头痛、口渴多饮、多尿为主症者。

决明子

药
食
本
草

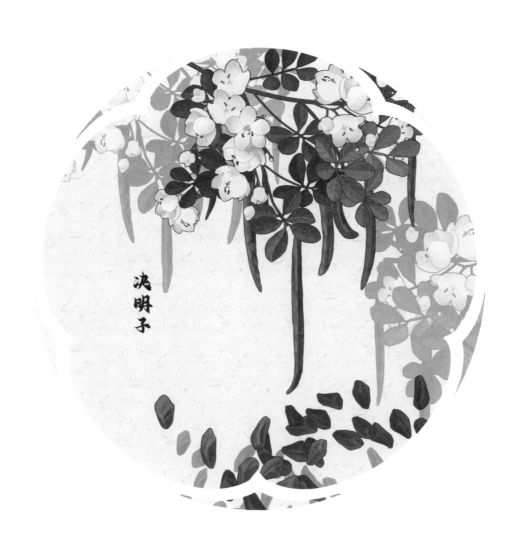

决明子

决明子别名还瞳子，为豆科植物钝叶决明（*Cassia obtusifolia L.*）或决明（小决明）（*Cassia tora L.*）的干燥成熟种子。秋季采收成熟果实，晒干，打下种子，除去杂质。

性状　决明略呈菱方形或短圆柱形，两端平行倾斜，长 3～7 毫米，宽 2～4 毫米。表面绿棕色或暗棕色，平滑有光泽。一端较平坦，另端斜尖，背腹面各有 1 条突起的棱线，棱线两侧各有 1 条斜向对称而色较浅的线形凹纹。质坚硬，不易破碎。种皮薄，子叶 2，黄色，呈"S"形折曲并重叠。气微，味微苦。

产地　分布于中国安徽、广西、四川、浙江、广东等地。

药食小典故

"瞎秀才"喝决明子： 传说有一位老秀才，不到六十岁就患了眼病，看东西看不清楚，邻居都叫他"瞎秀才"。有一天，一位药商发现他门前有几株野草，便问他这草苗卖不卖？老秀才反问："你愿意出多少钱？"药商回答："你要多少钱我就给你多少钱。"老秀才心想这几株草还挺值钱，就拒绝了药商。过了两天，那位药商又来了，还是想买那几株草，此时瞎秀才门前的草已长到三尺多高，茎上已开满金黄色的花，老秀才得知药商又来买，认为这种草一定有某种价值，但老秀才还是舍不得卖。到了秋天，这几株野草结了菱形、灰绿色、有光泽的草籽。老秀才凑近一闻草籽味很香，于是抓了一小把泡水喝，日子久了，眼病竟然好了。又过了几个月，药商又来了，却发现门前没了野草，问过才知道老秀才把野草籽泡了水喝，药商说："这草籽的确是良药，所以我三次来买。它叫'决明子'，又叫'草决明'，能治各种眼病，长期服用能明目。"从此，老秀才坚持天天饮用决明子泡的茶，他一直到八十多岁了，还是眼明体健。

药用价值

【**四气五味**】气微寒，味甘、咸、苦。

【**归经**】归肝、大肠经。

【**功效**】清热明目、润肠通便。生决明子长于清肝热，润肠燥。

【**主治**】目赤涩痛，羞明多泪，头痛眩晕，目暗不明，大便秘结。

【**用法用量**】煎服，9～15克；用于润肠通便时，不宜久煎。

【**注意事项**】

（1）恶大麻子，不可与大麻子同食。

（2）药性寒凉，不适合脾胃虚寒、脾虚泄泻及低血压气虚便溏者服用。

【**药用附方**】

（1）治风赤眼：以决明子，朝朝取一匙，挼令净，空心水吞下，百日见夜光，一方取决明作菜食之。(《奇效良方》)

（2）治风毒上攻眼目赤肿：黄芩、菊花、木贼草、石膏、芍药、川芎、甘草、蔓荆子、石决明、羌活，水二钟，姜三片，煎八分食后服。(《医方集宜》)

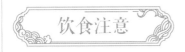

养肝明目： 决明子除含有糖类、蛋白质、脂肪外，还含甾体化合物、大黄酚、大黄素、芦荟大黄素、大黄酸、大黄素葡萄糖苷、大黄素蒽酮、大黄素甲醚、决明素、橙黄决明素等，以及新月孢子菌、玫瑰色素、决明松、决明内酯，经常服用具有养肝明目的作用。

润肠通便： 民间常用决明子炒黄研末，代茶饮，决明子茶可以促进胃肠蠕动，清除体内宿便，治疗大便燥结，帮助顺利排便。

饮食注意

决明子不宜久煎，每日用量为10～15克。代茶饮每次不得超过3粒，以防中毒。决明子是一种泻药，长期服用对身体不好，会损伤身体的正气。

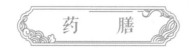

1. 决明葛粉粥

【配料和制作】决明子、葛根粉各 30 克，大米 50 克，冰糖适量。先将决明子炒至微有香气，然后煎汁取汁，放入大米、葛根粉煮粥。粥将熟时，放入冰糖，再煮 1～2 分钟即可。每日 1 次，早餐或晚餐食用。

【功效主治】清热，润肠，通便。主治：肠胃积热、耗伤津液而出现大便秘结，小便短赤，口干、口臭，甚或腹胀腹痛。

2. 决明子蜂蜜茶

【配料和制作】炒决明子 10～15 克，蜂蜜 20～30 克。将决明子捣碎，加水 300～400 毫升煎煮 10 分钟，冲入蜂蜜搅匀服用，早晚两次。

【功效主治】润肠通便的功效，可治疗前列腺增生兼习惯性便秘者。也适用于高血压、高脂血症，以及习惯性便秘等。

3. 杞菊决明子茶

【配料和制作】枸杞子 10 克，菊花 3 克，决明子 20 克。将枸杞子、菊花、决明子同时放入较大的有盖杯中，用沸水冲泡，加盖，焖 15 分钟后可开始饮用。茶频频饮用，一般可冲泡 3～5 次。

【功效主治】清肝泻火，养阴明目，降压降脂。用于肝火阳亢型脑卒中后遗症。

4. 荷叶决明子茶

【配料和制作】决明子 6 克，荷叶、制大黄、首乌、扁豆、玫瑰花各 3 克。开水冲泡代茶。

【功效主治】减肥降脂，畅中润肠。适用于肥胖症、便秘等。

鱼腥草

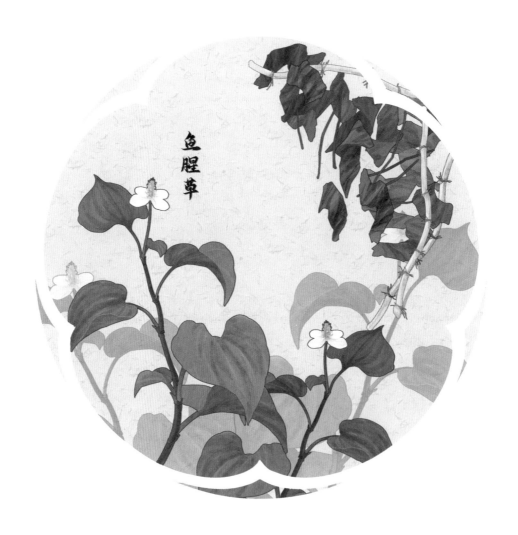

鱼腥草

鱼腥草别名狗腥草、狗心草、折耳根、狗点耳、臭菜、侧耳根、臭根草、臭灵丹等，为三白草科植物蕺菜（*Houttuynia cordata Thunb*）的干燥地上部分。夏季茎叶茂盛花穗多时采割，除去杂质，晒干。

性状 鲜鱼腥草茎呈圆柱形，长 20 ~ 45 厘米，直径 0.25 ~ 0.45 厘米；上部绿色或紫红色，下部白色，节明显，下部节上生有须根，无毛或被疏毛。叶互生，叶片心形，长 3 ~ 10 厘米，宽 3 ~ 11 厘米；先端渐尖，全缘；上表面绿色，密生腺点，下表面常紫红色；叶柄细长，基部与托叶合生成鞘状。穗状花序顶生。具鱼腥气，味涩。

产地 分布于中国江苏、浙江、江西、安徽、四川、云南、贵州、广东、广西等地。

药食小典故

侗民爱鱼腥草： 相传宋朝熙宁六年夏季，大雨滂沱，河水猛涨，泥沙淤塞，冲毁房屋，淹没农田。雨停水退后，沿河两岸的侗民甚至牲畜大多都开始拉肚子。没有人知道得的是什么病，一时间人心惶惶。就在这紧要关头，有一个张姓后生手持一把鱼腥草，告诉村民这种草可以治这个怪病。侗民们半信半疑，死马当作活马医，上山下地挖鱼腥草的根吃，果然病情见好。消息很快传遍了附近的寨子，所有染病之人全都因吃了鱼腥草把病治好了。原来，是因为这位后生常用房前屋后的鱼腥草喂猪，左邻右舍的猪都病了，惟独他家的猪没有病。由于他对草药也略知一二，他怀疑是吃了鱼腥草的缘故，于是全家人试着挖鱼腥草吃。果然不出 3 天，全家人的病情大为好转。从此，侗民对鱼腥草特别珍爱，觉得越吃越好吃。

药用价值

【四气五味】气凉，味甘。

【归经】归肺经。

【功效】清热解毒，消痈排脓，利尿通淋。

【**主治**】肺痈吐脓，痰热喘咳，热痢，热淋，痈肿疮毒。

【**用法用量**】煎服，15～25克，不宜久煎；鲜品用量加倍，水煎或捣汁服。外用适量，捣敷或煎汤熏洗患处。

【**注意事项**】虚寒症及阴性外疡忌服。

【**药用附方**】

（1）治肺痈吐脓吐血：鱼腥草、天花粉、侧柏叶等分。煎汤服之。（《滇南本草》）

（2）治痔疮，不论内外：鱼腥草，煎汤点水酒服，连进三服。其渣熏洗患处，有脓者溃，无脓者自消。（《滇南本草》）

食用价值

利尿除湿： 鱼腥草含有槲皮甙等有效成分，具有抗病毒和利尿作用，适宜小便不利人群适当服用。

清热解毒： 鱼腥草性寒泄降，以清解肺热见长；鱼腥草能够抗菌消炎，对于上呼吸道感染、支气管炎等均有较好的疗效，对急性结膜炎、尿路感染等也有一定疗效，热性体质者可适当服用。

提高免疫： 鱼腥草还能增加白细胞吞噬能力，增强机体免疫功能，提高身体免疫力。

饮食注意

鱼腥草在生活中很常见，虽然它有很好的清热解毒、消肿利尿之功效，但是一定要注意控制它的食用量，鱼腥草性较寒冷，不宜多食，过多的食用可能会让身体虚弱无力。虚寒性体质及疔疮肿疡属阴寒，体质虚寒及阴性外疡者，无红肿热痛者，不宜服食。

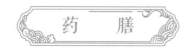

药　膳

1. 鲜鱼腥草炒蛋

【配料和制作】将适量的鱼腥草入油锅煸炒至软，淋入蛋液炒成块，撒葱花，调入适量盐便可。

【功效主治】清热解毒、滋阴润肺。用于痰热咳喘者。

2. 鲜鱼腥草炒肉丝

【配料和制作】肉丝先用盐、淀粉拌匀，热锅放油，下肉丝炒香，放鱼腥草翻炒，加少许水，下盐和鸡粉拌匀便可装盘。

【功效主治】清热解毒、滋阴润肺。用于肺热咳喘者。

3. 鱼腥草煲猪肺汤

【配料和制作】把猪肺的气管口对准水龙头往里灌水，待猪肺膨胀到不能再膨胀的时候，把里面的血水挤出，如此反复多次，直至猪肺颜色转变为粉红或白色，再浸泡30分钟，切块，余水捞起；热锅无需放油，将猪肺倒入翻炒至水干，盛起；鱼腥草漂洗干净，罗汉果洗净；煮沸瓦煲里的清水，放入所有材料，武火煮沸，转中小火煲一个半小时，下盐调味即可饮用。

【功效主治】清热解毒，润肺化痰。用于肺热咳嗽者。

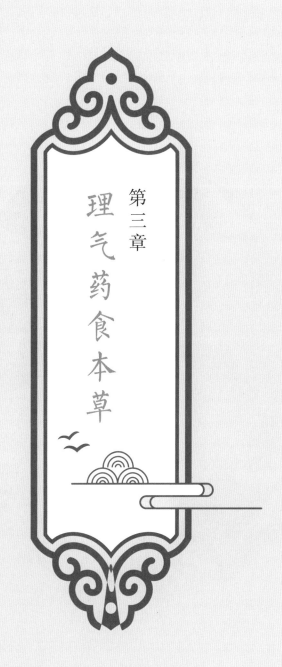

第三章

理气药食本草

橘　皮

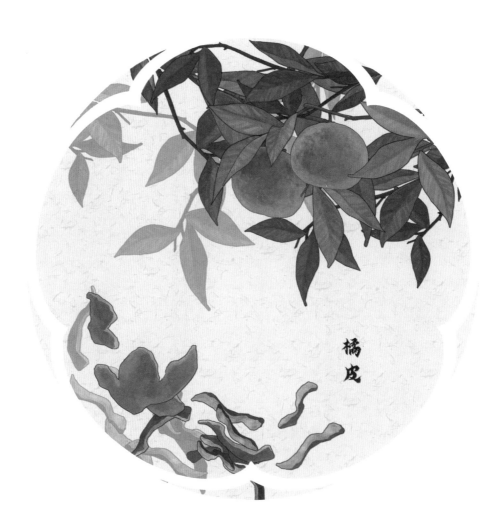

橘皮别名陈皮，为芸香科植物橘（*Citrus reticulata Blanco*）及其栽培变种的干燥成熟果皮。采摘成熟果实，剥取果皮，晒干或低温干燥。

性状 本品常剥成数瓣，基部相连，有的呈不规则的片状，厚1～4毫米。外表面橙红色或红棕色，有细皱纹和凹下的点状油室；内表面浅黄白色，粗糙，附黄白色或黄棕色筋络状维管束。质稍硬而脆。气香，味辛、苦。

产地 分布于中国广东（四会、化州、廉江），浙江，福建，江西，四川，湖南等地。

药食小典故

橘井飘香： 相传汉文帝时，桂阳人苏仙公得道当仙之际，对其母亲说："明年天下将有疾疫，庭中井水一升，檐边橘叶一枚，可治疗一人。"第二年，果然疫病流行，苏母用此法治愈了不少人。"橘井飘香"成为医林的千古佳话。

药用价值

【四气五味】气温，味辛、微苦。

【归经】归脾、肺经。

【功效】理气健脾，燥湿化痰。

【主治】脾胃气滞，脘腹胀满，呕吐，或湿浊中阻所致胸闷、纳呆、便溏，亦解鱼、蟹毒。

【用法用量】煎服，3～10克。

【注意事项】气虚及阴虚燥咳患者不宜服。

【药用附方】

（1）治便秘：橘皮不以多少，上为细末炼蜜为丸如梧子大以生姜汤下三十丸。（《鸡峰普济方》）

（2）治哕：橘皮、通草、干姜、桂心、甘草（各四钱），人参（二钱）。上咀，每服

四钱。水一盏，煎至七分，去滓温服。(《妇人大全良方》)

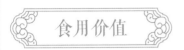

增进食欲：橘皮含有挥发油、橙皮苷、B 族维生素、维生素 C 等成分，所含的挥发油对胃肠道有温和刺激作用，可促进消化液的分泌，排除肠管内积气，增加食欲。

化痰平喘：橘皮是一味入肺经的中药，陈皮所含挥发油有刺激性被动祛痰作用，使痰液易咯出。橘皮的提取物具有一定平喘作用。

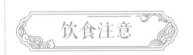

气虚及阴虚燥咳患者不宜，吐血证患者慎服。

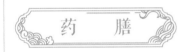

1. 橘皮茶

【配料和制作】橘皮 5 克，红茶 2 克。橘皮洗净后，和茶叶一起放入壶中。沸水冲泡。代茶饮。

【功效主治】提神、通气。

2. 橘皮粥

【配料和制作】橘皮 10 克，粳米 50 克。橘皮和粳米洗净后，直接放入锅中煎煮。待粳米软糯后，即可食用。

【功效主治】行气健脾，化痰止咳。适用于呕吐痰涎或清水、胸闷、食欲不振、头晕、心慌等。

3. 橘皮海带丝

【配料和制作】海带丝150克，加入酱油、白糖、麻油、鸡精适量，备用。橘皮25克（剁末）加醋拌匀，再与海带、香菜拌匀，随意食用。

【功效主治】解郁，理气散结。适用于情绪忧郁兼有乳腺小叶增生等亚健康状态者。

4. 橘皮生姜汤

【配料和制作】橘皮10克，生姜3片，红糖15克。将橘皮、生姜一同放入砂锅，加水500毫升，大火煮5分钟，加入红糖略煮即成。

【功效主治】温胃散寒，理气止呕。适用于胃寒型胃脘胀痛的人群服用。

5. 橘皮香苏饮

【配料和制作】橘皮、藿香、紫苏叶各10克。将橘皮、藿香、紫苏叶一同放入砂锅，加水800毫升，大火煮沸5～10分钟即成，代茶饮用。

【功效主治】疏散风寒，理气止呕。适用于感冒，尤其是胃肠型感冒的人群服用。

6. 橘皮核桃粥

【配料和制作】橘皮6克，核桃肉10个，粳米100克。将橘皮、核桃肉、粳米一同放入砂锅，加适量清水，大火煮沸，小火熬煮成粥，调入精盐即成。

【功效主治】行气通便。适用于便秘伴有平素畏寒、手足不温的人群服用。

木　香

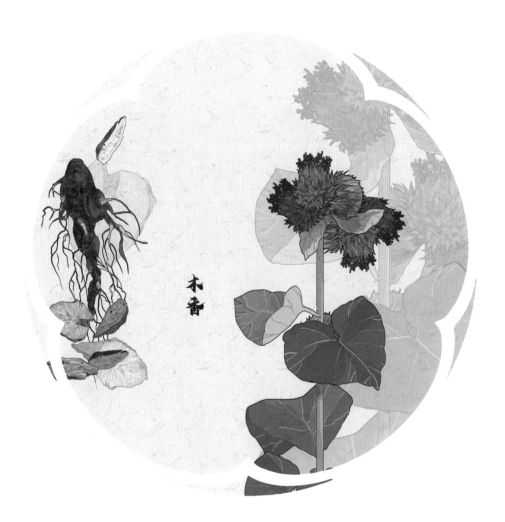

木香

木香别名蜜香、青木香、五香、五木香、南木香、广木香等，为菊科植物木香（*Aucklandia lappa Decne*）的干燥根。秋、冬二季采挖，除去泥沙和须根，切段，大的再纵剖成瓣，干燥后撞去粗皮。

性状 本品呈圆柱形或半圆柱形，长 5～10 厘米，直径 0.5～5 厘米。表面黄棕色至灰褐色，有明显的皱纹、纵沟及侧根痕。质坚，不易折断，断面灰褐色至暗褐色，周边灰黄色或浅棕黄色，形成层环棕色，有放射状纹理及散在的褐色点状油室。气香特异，味微苦。

产地 分布于中国陕西、甘肃、湖北、湖南、广东、广西、四川、云南、西藏等地。

药食小典故

香连丸由来： 古有传说，有一妇人久痢将死，梦中观音授一方，服之而愈。此方是以木香一块，方圆一寸，黄连半两，二味用水半升，同煎干，去黄连，薄切木香焙干为末，分作三服。第一服橘皮汤送下，二服陈米饮下，三服甘草汤下。这可能是香连丸组方的由来，其治痢颇效。

药用价值

【**四气五味**】气温，味辛、苦。

【**归经**】归脾、胃、大肠、三焦、胆经。

【**功效**】行气止痛，健脾消食。

【**主治**】胸胁、脘腹胀痛，泻痢后重，食积不消，不思饮食。煨木香实肠止泻。用于泄泻腹痛。

【**用法用量**】煎服，3～6 克。

【**注意事项**】脏腑燥热，阴虚津液不足者慎服。

【药用附方】

（1）治妇人有孕伤食：木香（二钱），三棱、人参、白茯苓（各三钱），上为细末，面 糊丸如绿豆大。熟水吞三、四十丸。（《妇人大全良方》）

（2）治阴水浮肿喘胀：葶苈、木香、茯苓、肉桂、猪苓、泽泻、木通、滑石、白术、甘草，不用引，煎服。（《医方集宜》）

食用价值

增进食欲： 木香当中含有挥发油、木香碱以及菊糖，这些成分能够加快肠道蠕动，促进胃液分泌，从而加速食物的分解，促进消化，增进食欲。

止泻止痛： 木香中的成分不仅能作用于胃，还能作用于小肠，能够缓解小肠的紧张情况，对于治疗腹痛、腹泻、里急后重等各种肠道疾病都有一定的作用，但用于止泻时需要使用煨木香。

饮食注意

由于木香容易引起皮肤脉细血管扩张，对于易过敏的体质，服用木香容易出现皮肤瘙痒，胸闷不畅，甚至心痛以及腹泻等症状，因此，此类人群是不建议食用木香的。此外，木香容易引起体内的燥热，因此本身津液不足、阴虚内热的人最好不要服用木香。

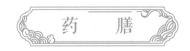

药 膳

1. 木香槟榔粥

【配料和制作】木香、槟榔各 5 克，粳米 100 克，冰糖适量。先用水煎煮木香、槟榔，去渣留汁。再入粳米煮粥，粥将煮熟时加冰糖适量，稍煎待融即可。早晚餐分时。

【功效主治】顺气行滞，润肠通便。适用气滞型便秘症。

2. 陈皮木香烧肉

【配料和制作】陈皮、木香各 3 克，瘦猪肉 200 克。先将陈皮、木香焙脆研磨备用，在锅内放食油少许烧热后，放入猪肉片，炒片刻，放适量清水烧熟，待熟时放陈皮、木香末及食盐搅匀。食肉及汤，佐餐食用。

【功效主治】疏肝解郁止痛。适用气郁之腹痛。

3. 木香粥

【配料和制作】木香 10 克，大米 100 克，白糖适量。将木香放入锅中，加水浸泡 10 分钟，再煎煮 15 分钟，去渣取汁。大米淘洗干净后，放入药汁中煮成粥，加白糖调味。

【功效主治】健脾消食，行气止痛。适用于脾胃气滞所致的脘腹胀满，饮食不振、食积不化、肠鸣泄泻等。

4. 大枣木香汤

【配料和制作】大枣 20 枚，木香 6 克。将大枣洗净、去核，加水用小火煎煮 1 小时，再放入木香继续煮 10 分钟，去渣取汁即可。每日 2 次，温服。

【功效主治】健脾和胃，燥湿止泻。适用于小儿脾虚腹胀、泄泻等症。

刀　豆

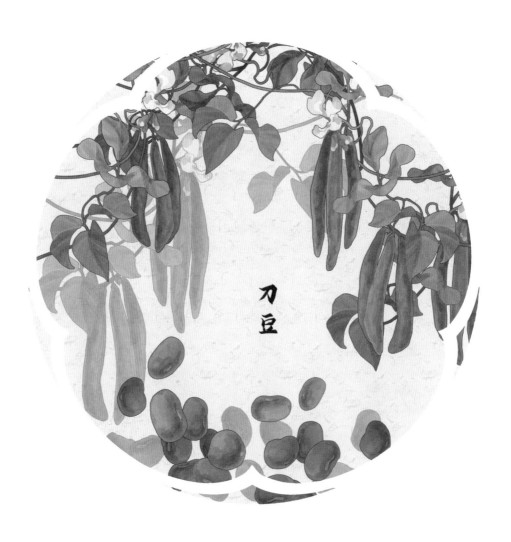

刀豆别名挟剑豆、野刀板藤、葛豆、刀豆角、刀板豆等，为豆科植物刀豆［*Canavalia gladiata*（*Jacq*）*DC*］的干燥成熟种子。秋季采收成熟果实，剥取种子，晒干。

性状 本品呈扁卵形或扁肾形，长 2 ～ 3.5 厘米，宽 1 ～ 2 厘米，厚 0.5 ～ 1.2 厘米。表面淡红色至红紫色，微皱缩，略有光泽。边缘具眉状黑色种脐，长约 2 厘米，上有白色细纹 3 条。质硬，难破碎。种皮革质，内表面棕绿色而光亮；子叶 2，黄白色，油润。气微，味淡，嚼之有豆腥味。

产地 分布于中国广东、海南、广西、四川、云南、湖南、江西、湖北、江苏、山东、浙江、安徽、陕西、河南等地。

药食小典故

呃逆不止用刀豆： 相传古时候有人生病后呃逆不止，邻居知道后，取刀豆煮汤喝，饮后呃逆便停止了。这是取其下气归元而逆自止也。刀豆温中下气，利肠胃，止呃逆，益肾补元。《滇南本草》："健脾。"《中药材手册》："补肾，散寒，下气，利肠胃，止呕吐。治肾气虚损，肠胃不和，呕逆，腹胀，吐泻。"《四川中药志》："治胸中痞满及腹痛，疗肾气不归元及痢疾。"

药用价值

【四气五味】气温，味甘。

【归经】归胃、肾经。

【功效】温中、下气、止呃。

【主治】虚寒呃逆，呕吐。

【用法用量】煎服，6 ～ 9 克。

【注意事项】胃热盛者慎服。

【药用附方】

（1）治鼻渊：老刀豆文火焙干为末。酒服三钱，重者不过三服即愈。（《清代民国

方书》）

（2）治呃逆：用刀豆子（烧存性）研末。白汤调服二钱即止。（《清代民国方书》）

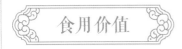

增强体质：刀豆含有丰富的营养成分如蛋白质、淀粉、可溶性糖、类植物、纤维素、刀豆氨酸、刀豆四氨、刀豆球蛋白 A、尿毒酶、血细胞凝集素以及各种维生素、矿物质等。据测定，每 100 克刀豆就含有 57 毫克磷。所以吃刀豆，可以补充磷，调节体内的酸碱平衡，有益于神经和精神活动，保持活力。

增进食欲：刀豆具有温中散寒，降逆止嗝，适宜于脾胃受寒所致呃逆，脘腹饱满，食欲缺乏等症，对于神经性呃逆，妊娠呕吐，及腹部手术后出现的膈肌痉挛均有一定的疗效。

食用刀豆时，必须注意火候，如火候不够，吃了有豆腥味和生硬感，容易引起食物中毒，故一定要炒熟煮透，但要保持碧绿，不能煮成黄色。刀豆不宜搭配田螺食用。一般人群均可食用刀豆，尤适于肾虚腰痛、气滞呃逆、风温腰痛、小儿疝气等症患者食用刀豆。胃热盛者慎服刀豆。豆荚和种子有毒。人中毒后头晕、呕吐，严重者昏迷。豆荚和种子经水煮沸、清水漂洗可供食用，但常因加工不当而发生中毒。

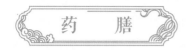

药　膳

1. 豉椒酱刀豆

【配料和制作】刀豆 3 根，豆豉 50 克，干辣椒、食盐、蒜、豆瓣酱各适量。将刀豆斜切为长块，干辣椒和蒜切碎，豆豉洗净、泡软。取出刀豆，加入蒜末、辣椒碎和豆豉，加入豆瓣酱。搅拌均匀，蒙上保鲜膜，放入冰箱，腌 1 周即可实用。

【功效主治】健胃消食，排毒。

2. 肉末刀豆

【配料和制作】刀豆、肉末、黑木耳各适量，盐、糖、鸡精各适量。将刀豆洗净切段。坐锅热油，放肉末快速炒到变色盛出。重新起一油锅，放刀豆，炒至外皮微皱，加肉末炒匀。放黑木耳翻炒，加少许水焖一会儿，加少许盐、糖、鸡精出锅。

【功效主治】利尿消炎，益肠道，防治结石，养肾。

玫瑰花

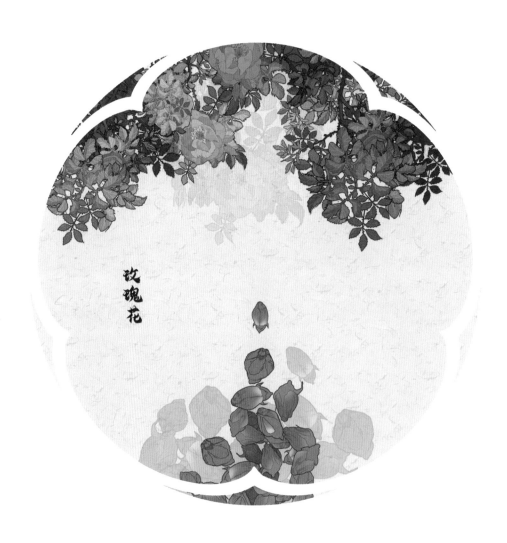

玫瑰花

玫瑰花别名徘徊花、刺玫花等，为蔷薇科植物玫瑰（*Rosa rugosa Thunb*）的干燥花蕾。春末夏初花将开放时分批采摘，及时低温干燥。

性状 本品略呈半球形或不规则团状，直径 0.7～1.5 厘米。残留花梗上被细柔毛，花托半球形，与花萼基部合生；萼片 5，披针形，黄绿色或棕绿色，备有细柔毛；花瓣多皱缩，展平后宽卵形，呈覆瓦状排列，紫红色，有的黄棕色；雄蕊多数，黄褐色；花柱多数，柱头或在花托口集成头状，略突出，短于雄蕊。体轻、质翠，气芳香浓郁，味微苦涩。

产地 分布于中国山东平阴、甘肃苦水等地。

药食小典故

花香沁人心脾：相传，有一对青年男女，男的叫刘郎，女的叫小翠。有一天刘郎在东山砍柴，小翠在西山采药。刘郎有些困乏，便依着柴捆睡着了。睡梦中他似乎闻到了一股花香，连忙起来循着花香走到了一棵花树前，枝头上开了一朵红花，艳丽多姿，芳香扑鼻。仔细一看，原来是一株玫瑰。于是他将这朵玫瑰花摘了下来，带回家给小翠。日子久了，玫瑰花便干枯了，但其香味仍在，于是小翠便用其泡水喝。玫瑰泡水，香气沁人心脾。饮用玫瑰水时间长了，小翠的皮肤变得非常有弹性，大概就是玫瑰的作用吧。

药用价值

【**四气五味**】气温，味甘、微苦。

【**归经**】归肝、脾经。

【**功效**】行气解郁、和血、止痛。

【**主治**】肝胃气痛，食少呕恶，月经不调，跌扑损伤。

【**用法用量**】煎服，3～6 克。

【**注意事项**】阴虚火旺慎服。

【药用附方】

（1）治乳痈：玫瑰花七朵，母丁香七粒，无灰酒煎服，自愈。（《本草纲目拾遗》）

（2）治翳膜：玫瑰花、杉叶、榧子（各二钱），芦荟（二钱半），古酒（二合），上五味，以淳酒煎。乘温薰蒸，一日三次。（《眼科锦囊》）

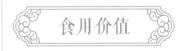

食用价值

增强体质：玫瑰花中含有大量黄酮类、多酚类、多糖和挥发油物质，还含有膳食纤维、蛋白质、糖、氨基酸、亚油酸等，因此玫瑰花具有较高的食用价值。玫瑰花中蛋白质的含量可达到 16.33%，而且玫瑰花富含亚油酸、亚麻酸和油酸等人体必需的不饱和脂肪酸，其中亚油酸可以排除胆固醇及其产物，减轻动脉硬化。

舒缓情绪：玫瑰花中的精油成分可平复情绪，特别是沮丧、哀伤、忌妒和憎恶的时候，可振奋心情，舒缓神经紧张和压力。

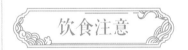

饮食注意

玫瑰与食物搭配无禁忌。但孕妇谨慎食用；便秘、身体虚弱者不宜大量、频服；月经过多者月经期间不宜服用；阴虚者慎食。

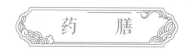

药　膳

1. 玫瑰鲜花酱

【配料和制作】鲜玫瑰 1 000 克，白糖 200 克，玫瑰洗净、捣烂，加入白糖密封腌制 2 天。

【功效主治】养颜润肤，调节内分泌失调。

2. 玫瑰木瓜浆

【配料和制作】熟木瓜 300 克，鲜奶 1 瓶，玫瑰花 3 朵，白砂糖适量，姜汁数滴。将木瓜切细块，放入果汁搅拌机中，榨成汁倒出，再加入鲜奶，玫瑰花，白砂糖，姜汁即可。

【功效主治】增加皮肤的弹性，平衡皮肤的酸碱度。

3. 玫瑰鲫鱼汤

【配料和制作】玫瑰 50 克，红花 3 克，鲫鱼 1 条（约重 1 000 克），花生油 1 000 毫升，白糖、盐、麻油、淀粉、姜、葱各适量。玫瑰、红花、红糖煎汁备用。鲫鱼洗净，用水将淀粉搅匀，抹在鱼的两边。将油放入锅中至七八成熟，置鱼于油锅中，炸至金黄色，捞出装盘备用。最后取麻油 50 毫升放入锅中煮熟，放入玫瑰汁、少量醋及红、白糖、盐、淀粉，勾成稀芡，稍稍搅和，加上少许姜、葱末后出锅，浇在鱼上，即可食用佐膳。

【功效主治】疏肝健脾、活血化瘀。

4. 玫瑰红酒虾

【配料和制作】玫瑰适量，鲜虾 200 克，红酒 2 两，盐 1/2 茶匙；玫瑰在红酒中浸泡 1 小时，鲜虾取出虾线后，烫熟，加入红酒、盐，腌渍 2 小时即可。

【功效主治】活血化瘀、降血压、扩张血管。

佛　手

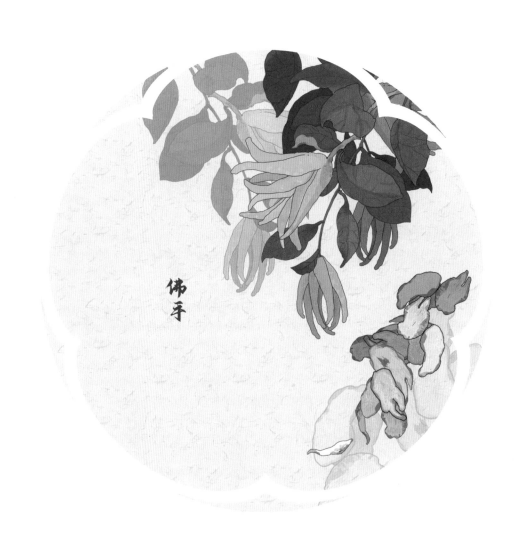

佛手

佛手别名佛手柑、五指橘、飞穰、蜜罗柑、五指香橼、五指柑等，为芸香科植物佛手（*Citrus medica* L. var. *sarco-dactylis* Swingle）的干燥果实。秋季果实尚未变黄或变黄时采收，纵切成薄片，晒干或低温干燥。

性状 本品为类椭圆形或卵圆形的薄片，常皱缩或卷曲，长 6～10 厘米，宽 3～7 厘米，厚 0.2～0.4 厘米。顶端稍宽，常有 3～5 个手指状的裂瓣，基部略窄，有的可见果梗痕。外皮黄绿色或橙黄色，有皱纹和油点。果肉浅黄白色或浅黄色，散有凹凸不平的线状或点状维管束。质硬而脆，受潮后柔韧。气香，味微甜后苦。

产地 分布于中国广东、四川、广西、安徽、云南、福建等地。

药食小典故

佛手的由来： 相传很久以前，偏远的山村里住着一个小伙子和他的母亲相依为命，父亲早逝，他们母子二人生活艰难。母亲由于长年累月的辛劳，患上了哮喘的毛病，孝顺的小伙子十分担心母亲，便四处求医问药，却一直没有很好的效果。有一天夜里，小伙子梦见一个神仙，这神仙交给他一个类似手掌的果子，交代他说这果子可以治疗他母亲的病。于是他给母亲拿去，母亲食用后病情真的好转了。醒来后，小伙子下定决心要找到这个果子。他不辞辛苦，翻山越岭去寻找，当他走进一座山里，突然梦中的神仙出现了，说送给他一个果子，能治好他母亲的病。小伙子心想这不就是梦中发生的事吗？于是他接下果子，并向神仙恳求了一棵果子的苗。道谢后小伙子赶紧返回家中，将果子给母亲食用，没想到竟真的痊愈了。于是小伙子开始辛勤栽培这种像人手一样的果实，慢慢地长遍了整个山村。小伙子说既是神仙赐的药，长得又像人手一般，便称它为"佛手"吧。

药用价值

【四气五味】气温，味辛、苦、酸。
【归经】归肝、脾、胃、肺经。

【功效】疏肝理气，和胃止痛，燥湿化痰。

【主治】肝胃气滞，胸胁胀痛，胃脘痞满，食少呕吐，咳嗽痰多。

【用法用量】煎服，3～10克，或沸水泡饮，或入丸散。

【注意事项】本品辛温苦燥，能耗气伤阴，故气虚阴亏、阴虚火旺而无气滞者慎用。

【药用附方】

（1）治忧思气怒：佛手（一斤、去黄皮），木瓜（四两），橘皮（一两），泡烧酒十斤。（《太医院秘藏膏丹丸散方剂》）

（2）治面寒痛，胃气痛：佛手柑（新瓦焙黄色），为末。每服三钱，烧酒送下。（《滇南本草》）

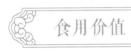

食用价值

舒缓情绪：佛手属橘柑类水果，不能生食，晒干后可泡茶饮，也可制成蜜钱。佛手主要含糖、维生素 C、有机酸和挥发油等成分。食用佛手清香而不烈，性温和而不峻，将其以开水冲泡代茶饮，随时饮用，能给人一种清香畅快之感，还可以治胸闷气胀、胃脘疼痛。

促进消化：《滇南本草》中记载："佛手补肝暖胃，止呕吐，消胃寒痰，治胃气疼痛，止面寒疼，和中行气"，因此服用佛手也可用于消化不良、老年胃弱、舌苔厚腻、食少呕吐、慢性胃炎以及神经性胃痛等症，可将佛手与粳米煮粥食用，也可将佛手与玄胡索、陈皮、生姜、枳壳配伍服用。

饮食注意

孕妇不宜服用佛手。佛手有解除平滑肌的痉挛作用，容易引发流产。婴幼儿不宜服用，尤其是外感风寒者服用会加重病情，导致久治不愈。易过敏者慎用。佛手中的药用成分或导致该类人群出现过敏症状。阳虚体热、体弱人群应慎用。

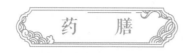

1. 佛手柑粥

【配料和制作】佛手柑 15 克，粳米 100 克，冰糖 50 克。先将佛手柑洗净，切碎，加清水 1 200 毫升，煎取 1 000 毫升果汁，放瓦罐中备用；粳米淘洗干净，与冰糖一起放入佛手柑汁中，小火慢炖 30 分钟成粥即可。

【功效主治】适用于肝郁气滞所致的胃脘疼痛，纳差食少，咳嗽痰多，胸闷等。

2. 佛手胡萝卜山药饼

【配料和制作】佛手、胡萝卜各 2 只，铁棍山药 2 根，鸡蛋 3 个，面粉适量，肉末少量，葱花、盐少量。把佛手、胡萝卜和山药都切成细丝，怎么切都行，就是要弄得碎点。所有材料都放在一起搅拌，面粉可以根据口味添加，搅拌成糊状。热锅，放少量油，面糊摊成饼，两面都煎一下，煎熟就行了。

【功效主治】促进胃部消化液分泌，促进消化。

3. 佛手炒芹菜

【配料和制作】佛手、芹菜、调味品各适量。将佛手、芹菜洗净，切丝；锅中放素油烧热后，放葱姜煸香，然后放入佛手、芹菜同炒，待熟时，调入食盐、味精调味。

【功效主治】清热平肝，适用于高血压头目眩晕、脘腹胀满等。

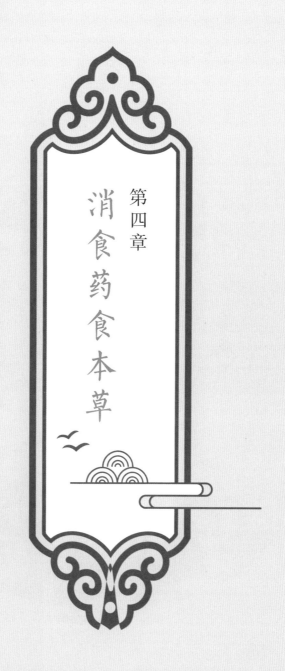

第四章

消食药食本草

菜菔子

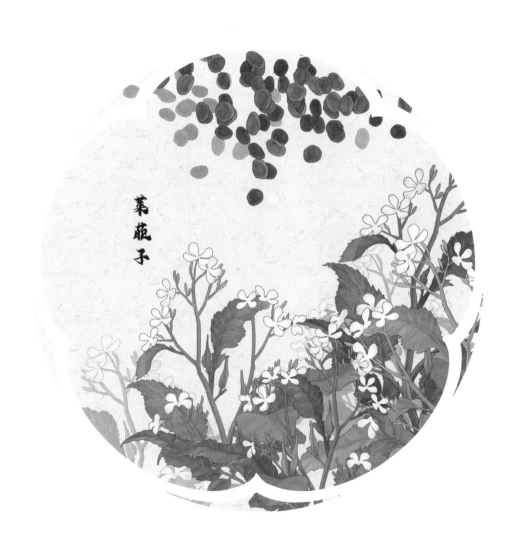

菜菔子

莱菔子别名萝卜子、萝白子、菜头子等，为十字花科植物萝卜（*Raphanus sativus L.*）的干燥成熟种子。夏季果实成熟时采割植株，晒干，搓出种子，除去杂质，再晒干。

性状　本品呈类卵圆形或椭圆形，稍扁，长 2.5～4 毫米，宽 2～3 毫米。表面黄棕色、红棕色或灰棕色。一端有深棕色圆形种脐，一侧有数条纵沟。种皮薄而脆，子叶 2，黄白色，有油性。气微，味淡、微苦辛。

产地　广泛分布于中国各地。

药食小典故

莱菔子的妙用：相传清朝年间，苏州府有位姓杨的富家公子偷花了家里一千两银子，被父亲发觉后挨了一顿责骂。他本来就身体虚弱，精神受了刺激后竟病倒了，卧床不起。其父请来叶天士，诊视之后，便开了些清火安神之类的普通药，随后他又留下些自带的药末，叫患者一起服用。患者服药之后，三天就能讲话了，五天便坐了起来，一个月便行动自如了。据说，叶天士带的药末便是萝卜籽（中药名莱菔子）研成的。

药用价值

【四气五味】气平，味辛、甘。

【归经】归肺、脾、胃经。

【功效】消食除胀，降气化痰。

【主治】饮食停滞，脘腹胀痛，大便秘结，积滞泻痢，痰壅喘咳。

【用法用量】煎服，5～12 克。

【注意事项】中气虚弱者慎服。

【药用附方】

（1）治喘嗽唾脓血：以莱菔子研细煎服。（《本草易读》）

（2）治疹痘不出：莱菔子生研末，米饮下二钱。（《本草易读》）

药
食
本
草

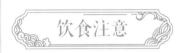

促进消化：莱菔子含有含微量挥发油和45%脂肪油（为干性油，碘价100.8），尚含芥子碱、菜子固醇、22-去氢菜油甾醇、莱菔素等成分。挥发油中含有 α-已烯醛、β-已烯醛和 β-已烯醇、γ-已烯醇等；脂肪油中含多量芥酸、芥子酸、亚油酸、亚麻酸。可以用于积食，气滞，胸闷，腹胀，泻利不爽等。

化痰平喘：莱菔子还能够降气化痰，可以辅助治疗痰壅喘咳等。

饮食注意

久服莱菔子，恐其破气较甚，可酌加北芪、白术等调补；莱菔子破气，体虚者既已服参，如又服莱菔子，恐其会抵消补气作用。

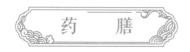

1. 莱菔子粥

【配料和制作】莱菔子（萝卜籽）10～15克，大米30～50克；做法：先把莱菔子炒至香熟，然后研成细末；把大米淘洗后，如常法煎粥，待粥将煮成时，每次调入炒莱菔子末5～7克，稍煮即可。

【功效主治】化痰平喘，行气消食。适用于老年慢性气管炎、肺气肿。

2. 槟榔莱菔陈皮饮

【配料和制作】槟榔、莱菔子各12克，陈皮6克，白糖适量。将槟榔切片或打碎，莱菔子微炒。将槟榔、莱菔子、陈皮一同放入瓦煲内，加清水700毫升，中火煮沸30分钟。去除药渣，加白糖即可饮用。

【功效主治】行气消食除胀，适用于宿食停滞、脘腹胀痛等症。

3. 鸡内金莱菔粥

【配料和制作】鸡内金6克，莱菔子5克，粳米50克，白糖或食盐适量。将鸡内金焙干，莱菔子炒黄，共研细末。粳米按常法煮粥，粥将熟前放鸡内金、莱菔子末，煮至粥烂熟，放入白糖或盐调味即可食用。

【功效主治】消食除胀，适用于食积蕴热，呕吐腹胀，大便秘结等症。

4. 双子饮

【配料和制作】莱菔子、决明子各15克。开水冲泡，代茶饮用。

【功效主治】降气活血，适用于高血压患者。

山　楂

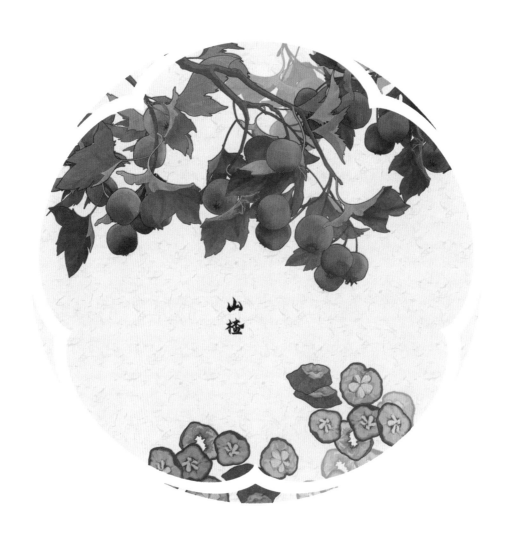

山
楂

山楂别名山里果、山里红等，为蔷薇科植物山里红（*Crataegus pinnatifida Bge. var. Major N. E. Br*）或山楂（*Crataegus pinnatifida Bge*）的干燥成熟果实。秋季果实成熟时采收，切片，干燥。炒山楂：取拣净的山楂，置锅内用文火炒至外面呈淡黄色，取出，放凉。焦山楂：取拣净的山楂，置锅内用武火炒至外面焦褐色，内部黄褐色为度，喷淋清水，取出，晒干。山楂炭：取拣净的山楂，置锅内用武火炒至外面焦黑色，但须存性，喷淋清水，取出，晒干。

性状 本品为圆形片，皱缩不平，直径 1 ～ 2.5 厘米，厚 0.2 ～ 0.4 厘米。外皮红色，具皱纹，有灰白色小斑点。果肉深黄色至浅棕色。中部横切片具 5 粒浅黄色果核，但核多脱落而中空。有的片上可见短而细的果梗或花萼残迹。气微清香，味酸、微甜。

产地 分布于中国山东、陕西、山西、河南、江苏、浙江、辽宁、吉林、黑龙江、内蒙古、河北等地。

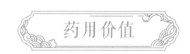

药食小典故

山楂的由来：相传山东境内有座驼山，山脚下有位姑娘叫石榴。她美丽多情，很早就爱上了一位名叫白荆的小伙，两人同住一山下，共饮一溪水，情深意厚。不幸的是，石榴的美貌惊动了皇帝，官府来人抢走了她，并欲迫其为妃。石榴宁死不从，骗皇帝说，要为母守孝一百天。皇帝无奈，只好找一处幽静院落让其独居。石榴被抢走以后，白荆追至南山，日夜伫立山巅守望，日久竟化为一棵小树。后来，石榴逃离皇宫寻找到白荆，却发现他已经化为小树，石榴悲痛欲绝，泪如雨下。悲伤的石榴在白荆旁边也幻化为一棵小树，不久，这棵小树结出鲜亮的小红果，人们叫它"石榴"。这件事不久就被皇帝知道了，皇帝大怒，命人砍树，并下令不准叫"石榴"，要叫"山渣"，以取山中渣滓之意。但是人们喜爱石榴的刚强，将"山渣"改为"山楂"，这就是山楂名字的由来。

药用价值

【**四气五味**】气微温，味酸、甘。

【归经】归脾、胃、肝经。

【功效】消食健胃，行气散瘀，化浊降脂。

【主治】肉食滞积、症瘕积聚、腹胀痞满、瘀阻腹痛、痰饮、泄泻、肠风下血等。生山楂、炒山楂多用于消食散瘀，焦山楂、山楂炭多用于止泻。

【用法用量】煎服，9～12克。

【注意事项】

（1）儿童、孕妇、胃酸分泌过多者、病后体虚及患牙病者不宜食用。

（2）山楂只消不补，脾胃虚弱者不宜多食。

【药用附方】

（1）治妇人奶结：红萝卜秆（三钱），神曲（二钱），山楂（三钱），沙糖（二钱），水煎服。(《滇南本草》)

（2）治食积痰嗽：知母（炒）、贝母（炒）、地骨皮、黄连、陈皮、半夏、山楂、姜三片，水煎服。(《仁术便览》)

食用价值

促进消化： 众所周知，山楂能够开胃消食，特别对消肉食积滞作用更好，很多助消化的药中都采用了山楂；此外，山楂还能消除体内脂肪、减少脂肪吸收，可以达到美颜瘦身的效果。

活血化瘀： 山楂有活血化瘀的功效，有助于解除局部瘀血状态，对跌打损伤有辅助疗效。

减肥降脂： 山楂主要含蛋白质、脂肪、维生素C、维生素B_1、维生素B_2、胡萝卜素、糖、无机盐、苹果酸、枸橼酸、钙和铁等营养成分，常吃山楂制品能预防动脉粥样硬化，还能降脂减肥，被视为"长寿食品"。

提高免疫： 山楂含有维生素C、胡萝卜素等物质能阻断并减少自由基的生成，能增强机体的免疫力，预防衰老、抗癌。

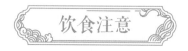

饮食注意

　　山楂不宜与猪肝同食；山楂与含维生素 C 分解酶的果蔬不宜同食；山楂与海产品不宜同食；处在换牙期的儿童不宜多食山楂，会损伤牙齿；山楂有促进妇女子宫收缩的作用，孕妇多食山楂，会引发流产，故不宜多食。

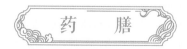

药　　膳

1. 山楂绿豆汤

　　【配料和制作】山楂、扁豆 10 克，绿豆 30 克，用温水泡软，水煮，熟后再加入厚朴花 6 克，小火稍煮，加入盐、鸡精、葱各适量。随意饮用。

　　【功效主治】调胃顺气，清除余邪。

2. 山楂粥

　　【配料和制作】焦山楂 10 克，水煎，过滤留汁，连续 2 次，加入粳米 100 克，煮粥。

　　【功效主治】健胃消食，适用于食积停滞腹痛腹泻、小儿乳食不消等。

3. 山楂消食片

　　【配料和制作】去核山楂、山药蒸熟，压泥，加入白糖适量，揉条，切厚片。

　　【功效主治】健脾开胃，适用于小儿脾虚九泻、食后腹胀、食欲不振、消化不良等。

4. 山楂肉丝

　　【配料和制作】山楂 10 克洗净放入锅中煮约 10 分钟出味，放入猪后腿肉 200 克及葱段 3 个、姜片 10 克，一起煮熟后捞起，弃去葱段、姜片，拌入盐、花椒粉、梅子醋适量，再放入葱末拌匀即可食用。

　　【功效主治】滋阴健脾，开胃消食，适用于体虚无力、消化不良等。

5. 山楂枸杞煮牛肉

【配料和制作】山楂 15 克洗净去核切片，枸杞子 5 克洗净去杂质，牛肉 200 克洗净切成 4 厘米见方的块；胡萝卜 200 克洗净切成 3 厘米见方的块；姜切片，葱切段；把炒锅置武火上，加入素油，烧六成热时，加入姜、葱爆香，下入牛肉、胡萝卜、山楂、枸杞子、盐，再加清水 400 毫升，用小火煮 1 小时即成。

【功效主治】滋阴散瘀，适用于肝肾阴虚型高血压。

6. 山楂银芽

【配料和制作】山楂 30 克，绿豆芽 70 克，黄瓜 120 克，芹菜 50 克，白糖 6 克，水淀粉 3 毫升，食用油适量。把洗净的芹菜切成段；将洗净的黄瓜切成片，再切成丝。用油起锅，倒入洗净的山楂，略炒片刻。放入黄瓜丝，翻炒至熟软。倒入绿豆芽，翻炒均匀，倒入芹菜，快速拌炒均匀，加入白糖，炒匀调味，倒入水淀粉，拌炒一会儿至食材熟透。关火，将炒好的菜盛出，装盘即可。

【功效主治】清热排毒，消脂通便。

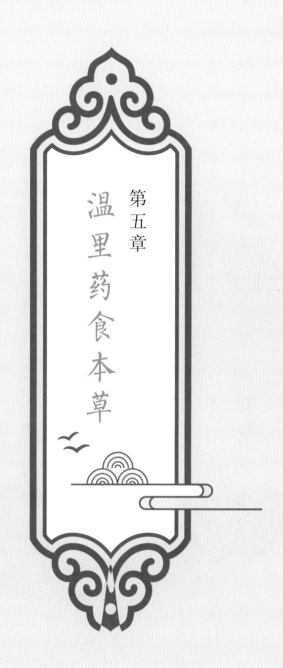

第五章

温里药食本草

丁　香

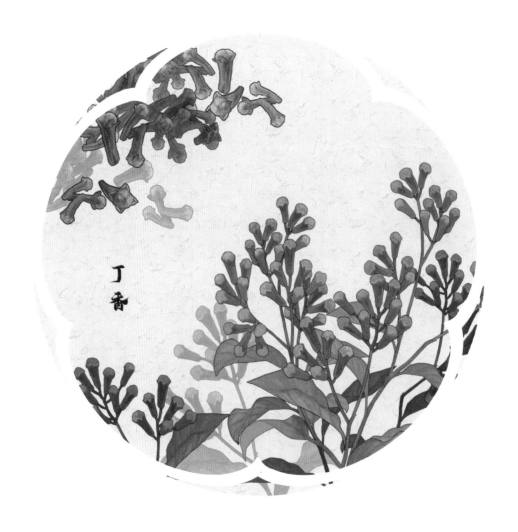

丁香

丁香别名公子香、子丁香、支解香、瘦香娇、雄丁香、如宇香、索瞿香、百里馨等，为桃金娘科植物丁香（*Eugenia caryophyllata Thunb*）的干燥花蕾。通常于9月至次年3月花蕾由绿转红时采收，晒干，生用。

性状　本品略呈研棒状，长1～2厘米。花冠圆球形，直径0.3～0.5厘米，花瓣4瓣，复瓦状抱合，棕褐色或褐黄色，花瓣内为雄蕊和花柱，搓碎后可见众多黄色细粒状的花药。萼筒圆柱状，略扁，有的稍弯曲，长0.7～1.4厘米，直径0.3～0.6厘米，红棕色或棕褐色，上部有4枚三角状的萼片，十字状分开。质坚实，富油性。气芳香浓烈，味辛、辣，有麻舌感。

产地　分布于中国海南省及雷州半岛、广东、广西等地。

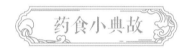
药食小典故

去除口中异味：丁香以"去除口中异味"的功效著名，因为丁香的芳香气可以压住因胃火上升或牙周炎引发的口气，宋代沈括的《梦溪笔谈》中曾有记载："三省故事郎官口含鸡舌香，欲奏其事，对答其气芬芳。此正谓丁香治口气（口臭），至今方书为然。"

药用价值

【**四气五味**】气温，味辛。

【**归经**】归脾、胃、肺、肾经。

【**功效**】温中降逆，散寒止痛，温肾助阳。

【**主治**】胃寒呕吐、呃逆，亦可治妊娠恶阻；胃寒脘腹冷痛；肾虚阳痿，宫冷不孕。

【**用法用量**】1～3克，内服或研末外敷。

【**注意事项**】

（1）胃津不足，中焦燥热者不宜。

（2）不宜与郁金同用。

【药用附方】

（1）治久积陈寒，留滞肠胃，呕吐痰沫，或有酸水，全不入食：丁香（一两），木香（一两），干姜（一两半，炮），附子（炮，去皮脐）、半夏（汤洗七次）、陈橘皮（去白）、肉桂（去粗皮。以上四味各一两），缩砂仁（半两）（《杨氏家藏方》：丁香茯苓汤）

（2）治胃寒呕吐涎沫：丁香、吴茱萸（汤浸，微炒）、桂心（去粗皮，各一两），附子（炮，去皮脐）、黄芪（去芦）、白茯苓，以上各二两，人参（去芦头）、半夏（沸汤泡七次）、良姜、白术（各一两半），甘草（七钱，炙），诃子（面煨，去核，三分），沉香（少许）。（《斋百一选方》：丁香温气汤）

（3）主一切肿下气，散毒心痛方：丁香、藿香、零陵香、青木香、甘松香（各三两），桂心、白芷、当归、香附子、槟榔（各一两），麝香（一铢）。（《千金翼方》：五香丸并汤）

食用价值

美容养颜： 丁香花的主要护肤成分是丁香花蕾中的挥发油即丁香油，富含丁香油酚、丁香酮和番樱桃酚等多种有机成分，最大的功效就是防止肌肤氧化，同时滋润肌肤。

减肥降脂： 通过对丁香减肥作用机制的研究表明，中药丁香具有明显的预防实验动物肥胖发生和治疗肥胖、减轻肥胖患者体重的作用。

补肾壮阳： 中药丁香具有益肾壮阳的功效与作用。对于男性患者的阳痿早泄的症状，可以起到很好的调理效果。而且还可以有效的调理肾虚带来的腰酸背痛的症状。

润肠通便： 丁香桂花茶还有润肠通便的作用，可以减轻胀气等肠胃不适，对患者的便秘症状有一定的缓解作用。

饮食注意

丁香性温，体质虚弱的人群不要喝丁香茶，避免加重病情；因内热引起晚上盗汗的人群也不建议饮用；胃火旺的人群以及口干者不宜食用。

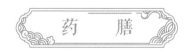

药　膳

1. 丁香茄汁牛脊

【配料和制作】丁香 6 克，牛仔骨 300 克，番茄 250 克，洋葱 60 克，胡萝卜 50 克，姜片 5 克。牛仔骨飞水，胡萝卜、洋葱、番茄切粒备用。锅中加黄油、色拉油。煸香番茄和姜片。下入牛仔骨、胡萝卜、洋葱，加黄油、水用大火烧开去沸末，改文火炖煮，调入盐味炖至熟即可。

【功效主治】温中暖胃，益肾助阳。适用于中气下陷，气短体虚，筋骨酸软和贫血久病及面黄目眩之人食用。

2. 丁香笋菇鸡

【配料和制作】三黄鸡 1 只，丁香 8 克，胡椒粉 5 克，笋片 15 克，香菇 25 克。丁香洗净，笋、香菇切片，三黄鸡剁块。将笋、香菇、鸡块放入沸水备用。配方中加葱姜、黄酒、盐、糖，将笋、香菇、鸡块放入砂锅中加水适量，大火烧开后去沸末，改小火炖 45 分钟左右。加味精调味即可。

【功效主治】温中降逆，祛寒止痛。适于脾胃虚寒，寒凝气滞胃痛。适用于寒浊上逆之呕吐、清涎等症。

3. 丁香炸乳鸽

【配料和制作】乳鸽 1 只，丁香 10 克，葱、姜各 25 克。乳鸽加葱姜、丁香、盐、黄酒腌制入味，待表皮风干后油炸熟即可。

【功效主治】温中降逆，益肾助阳。适用于妇女血虚经闭，消渴，久疟，恶疮，疥癣等症。

胡　椒

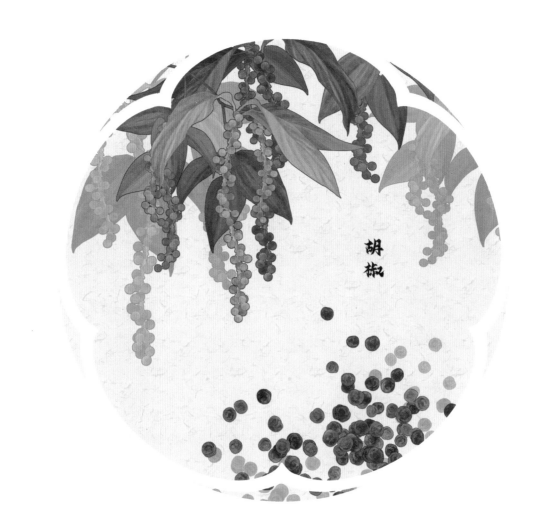

胡
椒

胡椒别名昧履支、披垒、坡洼热等，为胡椒科植物胡椒（*Piper nigrum L.*）的干燥近成熟或成熟果实。秋末至次春果实呈暗绿色时采收，晒干，为黑胡椒；果实变红时采收，用水浸渍数日，擦去果肉，晒干，为白胡椒。

性状 黑胡椒呈球形，直径 3.5 ～ 5 毫米。表面黑褐色，具隆起网状皱纹，顶端有细小花柱残迹，基部有自果轴脱落的瘢痕。质硬，外果皮可剥离，内果皮灰白色或淡黄色。断面黄白色，粉性，中有小空隙。气芳香，味辛辣。白胡椒表面灰白色或淡黄白色，平滑，顶端与基部间有多数浅色线状条纹。

产地 分布于中国台湾、福建、广东、广西及云南等地。

药食小典故

嗜食胡椒而患眼疾：《本草纲目·果部》第三十二卷："胡椒。大辛热，纯阳之物，肠胃寒湿者宜之。热病人食之，动火伤气，阴受其害。时珍自少嗜之，岁岁病目，而不疑及也，后渐知其弊，遂痛绝之，目病亦止。才食一二粒，即便昏涩，此乃昔人所未试者。盖辛走气，热助火，此物气味俱厚故也。病咽喉口齿者亦宜忌之。近日每以绿豆同用治病有效，盖豆寒椒热，阴阳配合得宜，且以豆制椒毒也。"

药用价值

【**四气五味**】气热，味辛。

【**归经**】归胃，大肠经。

【**功效**】温中下气，消痰解毒。

【**主治**】寒痰食积、脘腹冷痛、反胃、呕吐清水、泄泻、冷痢；外敷治疮肿、毒蛇咬伤、犬咬伤；又可有防腐抑菌的作用，可解鱼、虾、肉毒。

【**用法用量**】0.6 ～ 1.5 克，研粉吞服。

【**注意事项**】阴虚及有火者忌用。

【药用附方】

（1）治肺胃虚寒，气不宣通，咳嗽喘急，逆气虚痞，胸膈噎闷，腹胁满痛，迫塞短气，不能饮食，呕吐痰水不止：款冬花（去梗）、胡椒、甘草（炙）、荜茇、良姜、细辛（去苗）、陈皮（去白）、干姜（各四两），白术（五两）。（《太平惠民和剂局方》）

（2）治痰助胃：白术、胡椒、高良姜、半夏、干姜（各一两），茯苓、陈皮（各半两），上为细末水浸蒸饼丸如梧子大每服五十丸食空时生姜橘皮汤下。（《鸡峰普济方》）

（3）治下焦虚弱，脚膝无力，多倦瘦怯，不美饮食：附子（两枚，九钱重者，炮，去皮脐，切细），青盐（二两，别研），厚朴（去粗皮，生姜汁浸，炙）、人参（去芦头）、木香、白术、沉香（锉）、丁香、茴香（炒）、破故纸（炒）、川楝子（去核取肉，称炒）、肉豆蔻（面裹煨香）、黄芪（蜜炙）、杜仲（去粗皮，生姜汁浸一宿，微炒焙干）、胡椒（以上各一两）。（《杨氏家藏方》）

食用价值

增进食欲： 胡椒的主要成分是胡椒碱，也含有一定量的芳香油、粗蛋白、粗脂肪及可溶性氮，能祛腥、解油腻，助消化，增加食欲，对胃口差、消化不良有治疗作用。

解毒防腐： 胡椒有防腐抑菌的作用，可解鱼虾肉毒。黑胡椒的辣味比白胡椒强烈，香中带辣，祛腥提味，更多的用于烹制内脏、海鲜类菜肴。

饮食注意

凡阴虚有火、内热素盛、干燥综合征、糖尿病以及咳嗽、吐血、咽喉口齿目疾和痔疮患者忌食；胃及十二指肠溃疡与高血压患者也不宜吃胡椒。

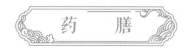

1. 胡椒酒

【配料和制作】白胡椒 1 克，白酒 1 盅。烫热白酒冲服胡椒粉。

【功效主治】温中止痛。适用于痛经，脾胃虚寒的腹痛、吐清水等症。

2. 胡椒丝瓜炖猪肾

【配料和制作】猪肾 1 对，胡椒 20 粒，老丝瓜半条。猪肾去臊腺洗净，丝瓜切小块，两者与胡椒不加油、盐清炖，食肉饮汤。

【功效主治】清热化痰，补肾益肺。长期服用可配合食治肺脓肿。

肉　桂

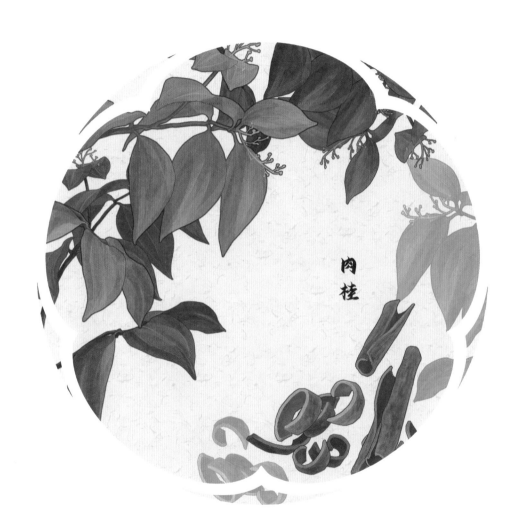

肉桂

肉桂别名玉桂、牡桂、玉树、大桂、辣桂、平安树、中国桂皮等，为樟科植物肉桂（*Cinnamomum cassia Presl*）的干燥树皮。多于秋季剥取，阴干。

性状　本品呈槽状或卷筒状，长 30 ～ 40 厘米，宽或直径 3 ～ 10 厘米，厚 0.2 ～ 0.8 厘米。外表面灰棕色，稍粗糙，有不规则的细皱纹和横向突起的皮孔，有的可见灰白色的斑纹；内表面红棕色，略平坦，有细纵纹，划之显油痕。质硬而脆，易折断，断面不平坦，外层棕色而较粗糙，内层红棕色而油润，两层间有 1 条黄棕色的线纹。气香浓烈，味甜、辣。

产地　分布于中国广西、广东、云南、福建等地。

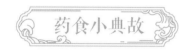

治西施喉间痈疮：相传古代四大美女之一的西施，抚琴吟唱自编的《梧桐叶》时，忽感咽喉疼痛，遂用大量清热泻火之药，症状得以缓和，但药停即发。后另请一名医，见其四肢不温，小便清长，六脉沉细，乃开肉桂一斤。药店老板对药理略有所知，看罢处方，不禁冷笑："喉间肿痛溃烂，乃大热之症，岂能食辛温之肉桂？"便不予检药，侍人只得空手而归。西施道："此人医术高明，当无戏言。眼下别无他法，先用少量试之。"西施先嚼一小块肉桂，感觉香甜可口，嚼完半斤疼痛消失，进食无碍，大喜。药店老板闻讯，专程求教名医，名医曰："西施之患，乃虚寒阴火之喉疾，非用引火归元之法不能治也。"需注意，肉桂用于治喉间痈疮，属特殊情况。

药用价值

【四气五味】气大热，味辛、甘。

【归经】归肾、脾、心、肝经。

【功效】补火助阳，引火归元，散寒止痛，温通经脉。

【主治】阳痿宫冷，腰膝冷痛，肾虚作喘，虚阳上浮，眩晕目赤，心腹冷痛，虚寒吐泻，寒疝腹痛，痛经经闭。

【用法用量】水煎服，1～5克；研末，0.5～1.5克。

【注意事项】

（1）有出血倾向者及孕妇慎用。

（2）不宜与赤石脂同用。

【药用附方】

（1）治附骨痛坚硬漫肿不辨肉色行步作痛按之大痛：黄芪、当归梢（各二钱），柴胡（一钱五分），黍粘子（炒）、连翘、肉桂（各一钱），升麻（七分），炙甘草、黄柏（各五分）。(《兰室秘藏》)

（2）卧寒湿之地，腰胁痛不能转侧：羌活（一钱五分），柴胡、肉桂、苍术、当归梢、甘草（炙）、川芎（各一钱），独活、红曲（炒，各五分），防风、防己（各三分），桃仁（五个，去皮，尖，研），水酒煎，食远热服。(《冯氏锦囊秘录》)

（3）治伤寒服冷药过度，心腹胀满，四肢逆冷，昏沉不识人，变为阴毒恶证：肉桂（三分），赤芍药（一两），陈皮（一两），前胡（一两），附子（一两，炮），当归（一两），白术（三分），吴茱萸（半两，洗，炒），木香（三分），厚朴（三分），制良姜（三分），人参（一两）。(《阴证略例》)

食用价值

乌发防脱：合理的使用肉桂，有缓解掉发的作用，对于促进头皮的新陈代谢来说有好处，而且也可以有促进头发生长的作用。

美容养颜：肉桂有抗氧化性，所以有助于缓解皮肤衰老症状，使皮肤滑嫩有光泽。

减肥降脂：肉桂有助于提高新陈代谢的速度，调节人体里的血糖水平，所以食用少量的肉桂，和合理规律的运动，可以帮助减肥。

补肾壮阳：肉桂可以大补肾阳，可以起到很好的补火助阳的作用，用肉桂大温其命门，则肾之阴寒自散。

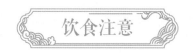

桂皮性热，适合天凉时节食用，夏季忌食桂皮。由于桂皮性热活血，易损胎气，所以孕妇一定要慎食；阴虚火旺、血热出血者也不宜食用；月经过多、盆腔炎、咽疼及其他热病患者应忌食；有失血和遗精病史的人也应禁食。肉桂忌用诸葱。

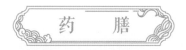

药　　膳

1. 生姜肉桂猪肚汤

【配料和制作】肉桂15克，莲子75克，猪肚350克，姜片20克，盐2克，鸡粉2克。猪肚切条汆水，砂锅注水，放入姜片、药材、猪肚，炖熟，放盐、鸡粉，搅拌均匀，至食材入味即可。

【功效主治】温中补虚，暖养脾胃。适用于阳虚畏寒、四肢冰凉、长冻疮等。

2. 肉桂香草鸭

【配料和制作】肉桂、公丁香、草豆蔻各5克，鸭子1只（约1 000克），调料适量。将鸭子去毛，洗净，余下药水煎取汁，共煎2次，约取汁3 000毫升。将药汁、葱段、姜片、鸭子一同放入锅中，文火煮至六分熟时捞起，放入卤汁锅中卤熟后取出，锅内留少许卤汁，加冰糖、味精，文火熬制冰糖融化。放入鸭子，一边滚动，一边用勺子将卤汁均匀浇在鸭子身上，呈红亮时捞出，再均匀涂上麻油即成。

【功效主治】温中和胃，暖肾助阳。适用于胃溃疡，脾肾阳虚，脘腹冷痛，反胃呕吐等。

3. 肉桂炖牛蹄筋

【配料和制作】牛蹄筋100克，鸡腿1只，调料适量。先把牛蹄筋焯水去味，切块，再换水将鸡腿切块焯水。锅内放油，下白糖，炒至冒黄烟快糊时，迅速下鸡腿块、牛筋块翻炒匀，放酱油少许，加水炖，下大葱、生姜适量，肉桂3克，炖1.5小时，以牛蹄筋、鸡腿肉熟烂为止。

【功效主治】温中补阳，散寒止痛。适用于寒痹腰痛、腿痛等。

小茴香

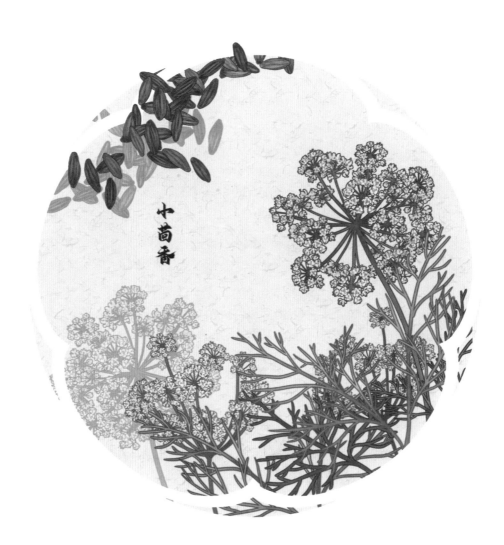

小茴香

小茴香别名怀香、怀香籽、香丝菜、茴香子、谷香等，为伞形科植物茴香（*Foeniculum vulgare Mill*）的干燥成熟果实。秋季果实初熟时采割植株，晒干，打下果实，除去杂质。

性状 本品果椭圆形，黄绿色，有的稍弯曲，长 4～8 毫米，直径 1.5～2.5 毫米。分果呈长椭圆形，背面有纵棱 5 条，接合面平坦而较宽。横切面略呈五边形，背面的四边约等长。有特异香气，味微甜、辛。

产地 分布于中国西北、内蒙古、山西、陕西和东北等地。

药食小典故

治疗疝气： 清朝末年，俄罗斯富商米哈伊洛夫乘船游览杭州西湖，正是春风拂面，惬意无边之际，突然疝气发作，疼得脸色发白，头冒冷汗。随行的俄罗斯医生束手无策，船夫立刻靠岸，找来了一位老中医。一番望闻问切之后，他用小茴香一两，研成末，让其用浙江绍兴黄酒送服，一会儿工夫，米哈伊洛夫奇迹般地消失了疼痛，可以继续畅游西湖了。于是小茴香治疗疝气的故事一时传为了佳话，广为流传。

药用价值

【性味】气温，味辛。

【归经】归肝、肾、脾、胃经。

【功效】散寒止痛，理气和胃。

【主治】寒疝腹痛，睾丸偏坠，痛经，少腹冷痛，脘腹胀痛，食少吐泻。盐小茴香暖肾散寒止痛。用于寒疝腹痛，睾丸偏坠，经寒腹痛。

【用法用量】煎服，3～6 克。外用适量。

【注意事项】

（1）阴虚火旺者慎服。

（2）胃、肾多火，阳道数举，得热则呕者勿服。

（3）肺、胃有热及热毒盛者禁用。

【药用附方】

（1）治脾肾虚寒，血气羸乏，不思饮食，发热盗汗，遗精白浊，肌体瘦弱，牙齿浮痛等证：熟地黄（二两），山药，牛膝（酒浸），枸杞（酒浸，两半），山茱肉，茯苓（乳拌），杜仲（姜汁炒断丝），远志（去心），五味子（炒），楮实（酒蒸），小茴香（炒），巴戟天（酒浸），肉苁蓉（酒浸，一两），石菖蒲（五钱）加枣肉，蜜丸，盐汤或酒下。（《医方集解》）

（2）治小肠气，腹痛：茴香，胡椒（等分），上为末，酒糊丸，如梧子大。每服五十丸，空心温酒下。（《三因极一病证方论》）

（3）治小肠气膀胱气疼痛不可忍者：川楝子（五个只取肉），青橘皮，茴香（各一两），木通（一握三茎），巴豆（五十个），上件同炒黄备用，巴豆入海金沙一钱，滑石一钱半，同研匀每服一大钱热酒调下立效。（《鸡峰普济方》）

食用价值

美容养颜：茴香嫩叶可作蔬菜食用或作调味用，脆嫩鲜美。它的种子、茎柄、球茎和叶子都富含营养物质，是 B 族维生素的优质来源。这些维生素（包括维生素 C）有助于保持皮肤健康，促进胶原蛋白的合成，以保持皮肤细腻紧致。

减肥降脂：小茴香精油有助于有减肥，健胸，消除肌肉水肿的功效。

安神助眠：将小茴香香囊放在枕边，晚上睡觉的时候闻一闻，会让人感动很舒缓放松，因为小茴香是一位中药，会挥发茴香醇、茴香醚这些物质，会镇定我们的神经，有助于改善睡眠。

补肾壮阳：茴香主归肾经，直接温补肾之阳气。肾阳虚的人，就是所谓的体质虚寒，畏寒怕冷。经常多吃茴香，可以补肾助阳，调节虚寒也调实寒。如果偶感风寒的话，也可以吃茴香来散发寒气。

饮食注意

小茴香辛温，不可过多食用，不然容易引发过敏，上火，口舌生疮，小肠膀胱病变者不宜使用；肺热、胃热者不宜用。

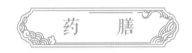
药　膳

1. 茴香粥

【配料和制作】茴香 15 克，大米 100 克。将茴香放入锅中加水煎煮 20 分钟，去渣取汁。将大米淘洗干净后，放入药汁中煮成稀粥即可。用法：每日 2 次，趁热服，3～5 日为 1 疗程。

【功效主治】健脾开胃、散寒止痛、行气通乳。适用于胃寒呕吐、食欲减退、脘腹胀气、小肠疝气、乳汁缺乏等症。

2. 茴香开胃炒面

【配料和制作】甜杏仁用水煮 10 分钟。茴香切碎，加入甜杏仁，以 2：1 的比例放入酱油和醋拌匀就可以了。

【功效主治】茴香顺气，止呕，杏仁降气，止咳。茴香杀菌止泻，杏仁润肠通便，两者同用可以维持肠道功能平衡。而且茴香助阳，杏仁滋阴，搭配在一起可阴阳双补。

3. 茴香鲫鱼

【配料和制作】鲫鱼 2 条，小茴香 5 兜，食盐、植物油各适量，鲫鱼去鳞、内脏，洗净，两面各划上 3 条斜刀。小茴香冲净，浸泡一会儿，备用将鲫鱼放入盘子中，撒上茴香、植物油、食盐，再将盘子放进锅内，隔水用小火蒸熟。

【功效主治】此药膳健脾、理气、止痛。适用于脾虚水停，小便不利，小肠疝气、疼痛以及小腹冷痛，胃寒胀痛，纳少乏力等症。

4. 茴香蛋

【配料和制作】小茴香 15 克，鸡蛋 2 个，食盐 4.5 克。茴香、食盐同炒焦研细，打入鸡蛋煎饼。日 1 次，睡前以米酒送服，连服 4 日。

【功效主治】益肾祛寒，行气止痛。适用于鞘膜积液。

八角茴香

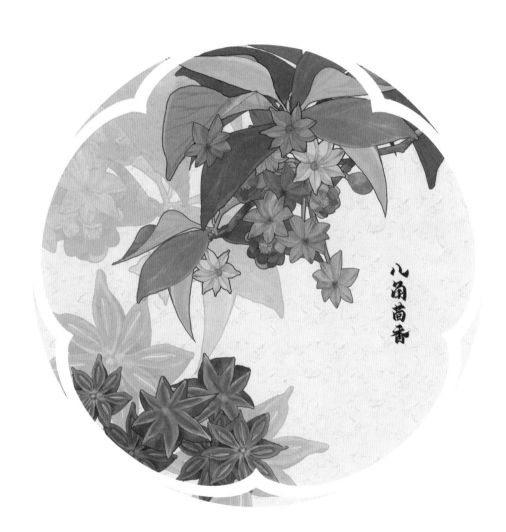

八角茴香

八角茴香别名大料、八角、舶茴香、八角大茴、原油茴、八月珠等，为木兰科植物八角茴香（*Illicium verum Hook. f*）的干燥成熟果实。秋冬二季由绿变黄时采摘，至沸水中略烫后干燥或者直接干燥。

性状　本品为聚合果，多由8个蓇葖果组成，放射状排列于中轴上，蓇葖果长1～2厘米，宽0.3～0.5厘米，高0.6～1厘米，外表面红棕色，有不规则皱纹，顶端呈鸟喙状，上侧多开裂，内表面淡棕色，平滑，有光泽，质硬而脆。气芳香，味辛、甜。

产地　分布于中国广西西部山区等地。

药食小典故

刘邦·腹痛：相传，汉高祖刘邦在一次行军中，因天热口渴，多饮山泉凉水过后不久，便脘腹冷痛不止，呕逆不思食，无法带兵。有一白发老翁献上八角茴香丸，服药即愈。刘邦大喜，回都城咸阳后，立碑将八角茴香救驾之功载上，后被传为佳话。

药用价值

【四气五味】气温，味辛。

【归经】归肝、肾、脾、胃经。

【功效】温阳散寒、理气止痛。

【主治】寒疝腹痛，肾虚腰痛，胃寒呕吐，脘腹冷痛。

【用法用量】煎服，3～6克。

【注意事项】阴虚火旺慎服。

【药用附方】

（1）治膀胱偏坠，疝气：八角茴香，白牵牛（炒）。（《类编朱氏集验医方》）

（2）治腰痛牵引足膝脚踝，屡用如神：八角茴香，炒为末，每服二钱，食前用温酒调下。（《奇效良方》）。

（3）治腰痛：八角茴香、破故纸、杜仲（青盐末炒，去丝）、青盐（各八分），肉苁

蓉（酒洗去浮甲）。(《扶寿精方》)

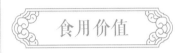

润肠通便： 八角茴香的主要成分是茴香油，可以刺激胃肠神经血管的收缩，能起到通肠作用。

促进消化： 八角茴香的主要成分是茴香油，它能刺激胃肠神经血管，促进消化液分泌，增加胃肠蠕动，有健胃、行气的功效，有助于缓解痉挛、减轻疼痛。八角可除腥膻等异味，增添芳香气味，并可调剂口味，增进食欲。

补肾壮阳： 有温中补阳，散寒止痛之效，还有温通经脉，鼓舞气血生长之功，其浑厚凝降，守而不走，偏暖下焦，能助肾中阳气，并能纳气归肾，引火归元。

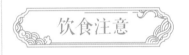

阴虚火旺的眼病患者和干燥综合征、更年期综合征、活动性肺结核、支气管哮喘、痛风、糖尿病、癌症患者（热盛者）忌食。注意不宜过量食用，过量食用容易伤目、长疮。

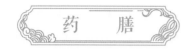

药　膳

1. 金线莲八角茶

【配料和制作】金线莲 3～9 克，八角 3 克。加入适量水中，煎服。

【功效主治】可治疗小儿惊风。

2. 八角麻酥鸡

【配料和制作】母鸡 1 只，八角茴香 9 克，芝麻 30 克，鸡蛋 6 克，小麦面粉 3 克，花生油 12 克，盐、大葱、料酒、姜、味精、酱油各适量。先将八角茴香、芝麻研磨成粉备用；鸡蛋打碎，与小麦面粉调成鸡蛋面糊备用。将母鸡剖洗干净，用细盐搓过，装入一大盘内；将八角茴香粉、生姜末、葱、料酒、酱油抹于鸡身，上笼蒸八成熟；去掉已用过的姜丝等，将鸡压成饼状，周身涂满鸡蛋面糊，在肉面上撒芝麻，轻按固定。花生油下锅，旺火烧至八成热，将鸡慢慢送入油锅内，改用文火，将鸡炸成金黄时捞出即成。

【功效主治】健胃、补虚。适用于肾虚腰痛，胃寒呕吐，脘腹冷痛等症。

3. 杏仁萝卜猪肺汤

【配料和制作】猪肺 250 克，白萝卜 20 克，苦杏仁 9 克，花椒、香叶、八角、肉豆蔻各 3 克，大葱、姜、香菜各 5 克，白胡椒 1 克，盐、鸡精各 2 克。将猪肺、萝卜切成块，香菜切成小段，把花椒、香叶、大料、豆蔻装进缝好的纱布袋里系好。将猪肺块放入温水里并加入料酒，用大火煮开，待水开后把猪肺捞出放入清水里洗净，把猪肺、萝卜、葱段、姜块还有大料包一起放入盛有温水的砂锅里，再加入盐，用大火煮。锅开后放入杏仁，盖上锅盖改用小火炖，20 分钟后加入适量白胡椒和鸡精，撒上香菜段即可。

【功效主治】止咳化痰、消积化食。适用于胸闷，咳嗽，气血不足，身体虚弱等人群。

花　椒

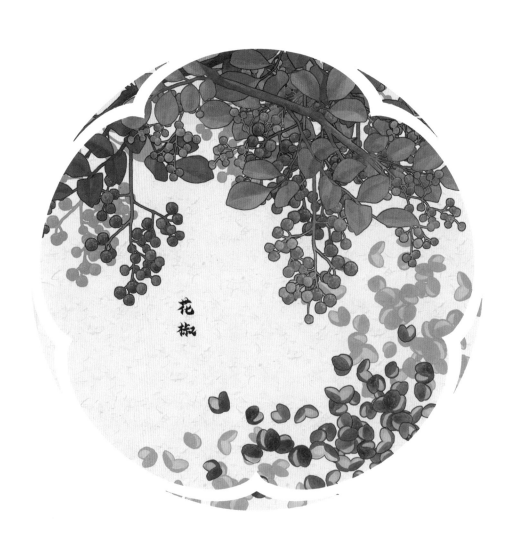

花椒

花椒别名大椒、秦椒、蜀椒、川椒等，为芸香科植物青椒（*Zanthoxylum schinifolium Sieb. et Zucc*）或花椒（*Zanthoxylum bungeanum Maxim*）的干燥成熟果皮。秋季采收成熟果实，晒干，除去种子和杂质。

性状 青椒多为2～3个上部离生的小蓇葖果，集生于小果梗上，蓇葖果球形，沿腹缝线开裂，直径3～4毫米。外表面灰绿色或暗绿色，散有多数油点和细密的网状隆起皱纹；内表面类白色，光滑。内果皮常由基部与外果皮分离。残存种子呈卵形，长3～4毫米，直径2～3毫米，表面黑色，有光泽。气香，味微甜而辛。花椒的蓇葖果多单生，直径4～5毫米。外表面紫红色或棕红色，散有多数疣状突起的油点，直径0.5～1毫米，对光观察半透明；内表面淡黄色。香气浓，味麻辣而持久。

产地 广泛分布于中国南北各地。中国台湾、海南及广东不产。

药食小典故

闭合的花椒有毒： 据《北史·孝文六王传》记载，北魏孝文帝元宏赐死长子元恂时，派遣官员"奉诏赍椒酒诣河阳，赐恂死"。椒酒本是取意辟邪的醇美之物，在这里却被皇帝用来赐死长子，成了夺人性命的毒酒。胡三省在该文下的注释，或许可以提供线索："椒味辛，大热，有毒，其合口者尤甚。"显然在胡三省眼中椒酒之所以有毒，是因为选用了闭口（合口）的花椒！

药用价值

【**四气五味**】气温，味辛。

【**归经**】归脾、胃、肾经。

【**功效**】温中止痛，杀虫止痒。

【**主治**】脘腹冷痛，呕吐泄泻，虫积腹痛；外治湿疹，阴痒。

【**用法用量**】煎服，3～6克。外用适量，煎汤熏洗。

【注意事项】

（1）本品辛热，阴虚内热者慎用。

（2）孕妇慎服。

【药用附方】

（1）治疥癣疮：化硫黄、花椒细末（各一两），合一处，研香油调敷。（《大枫膏》）

（2）擦疥疮：乳香、没药、花椒、硫黄（各一钱），水银（用唾研如泥，三钱），麝香（三分），蛇床子（炒，五钱），大枫子（去壳，二两）。（《串雅外编》）

（3）治感受风寒，手足臂腿疼痛麻木、并偏坠等症：槐条（四两），花椒（二两），透骨草（一两），一枝蒿（一两），木瓜（一个），连须葱头（二十个），蒜瓣子半挂，以上七味，共熬水烫洗，洗过仍将原水留着再热再洗，如水少再添。一日可洗两三次，一料可用数日。以愈为度。(《验方新编》)

食用价值

增进食欲：花椒气味芳香，可除各种肉类的腥膻臭气，能促进唾液分泌，增加食欲。

乌发防脱：用于面色欠华、须发早白本品功能驻颜悦色，乌须黑发。

补肾壮阳：花椒对肾的功效与作用花椒具有温肾助阳的功效，还可以温中止痛、祛湿散寒。

饮食注意

阴虚火旺者忌服花椒；孕妇慎服花椒，多食使人堕胎。花椒畏款冬、雌黄，恶枯楼、防葵。肺胃素有火热，或咳嗽生痰，或嘈杂醋心，呕吐酸水，或大肠积热下血，咸不宜用。

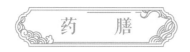

1. 花椒肉

【配料和制作】精五花肉 1 000 克，甜面酱 25 克，白糖 10 克，老抽、生抽、味精、盐、料酒、葱、姜、花椒适量。五花肉切长方块凉水下锅煮至肉皮能用筷子扎透；肉皮抹上老抽上色；锅放几滴油和少许白糖（冰糖更好）肉皮朝下煎至上色，放凉切片；调汁：依个人口味加盐、味精、糖、酒、甜面酱、腐乳、老抽、生抽、葱姜、花椒；肉片蘸酱汁码放盘中，蒸 30 ～ 40 分钟即可。

【功效主治】温中散寒，健胃补肾。适用于虫积腹痛，湿疹瘙痒，寒湿吐泻，中寒腹痛等症。

2. 花椒蒸梨

【配料和制作】花椒 20 粒，冰糖 2 粒，梨 1 枚。将梨靠近柄部横断切开为两部分，挖去梨核后填入花椒与冰糖，将带柄的一端盖住另一部分，放入碗中，上锅蒸 30 分钟。

【功效主治】润肺止咳，补益肺气。治疗风寒咳嗽或肺气虚寒干咳。

3. 葱椒炝鱼片

【配料和制作】黑鱼 2 斤，胡萝卜片、黄瓜片、木耳各 15 克，葱姜蒜 5 克，花椒、葱椒酱各 15 克，清汤 50 克，水芡粉 3 克。将宰杀好的黑鱼去骨去皮片成大片，腌味上浆，锅放入水烧开后下鱼片，滑水至熟捞出。葱椒酱加清汤调味咸鲜味，锅中入油，放入葱姜蒜爆香。加入配料主料烹葱椒汁勾流水芡即可。

【功效主治】补肝肾、益脾胃、化痰止咳之效，对肝肾不足的人有很好的补益作用。

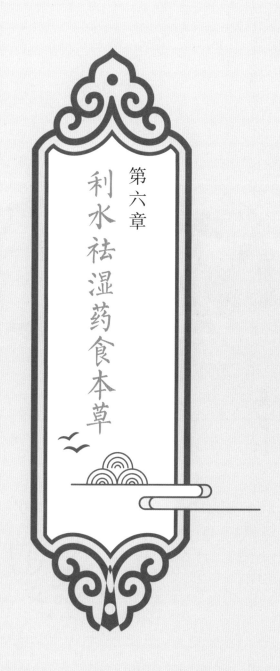

第六章

利水祛湿药食本草

薏苡仁

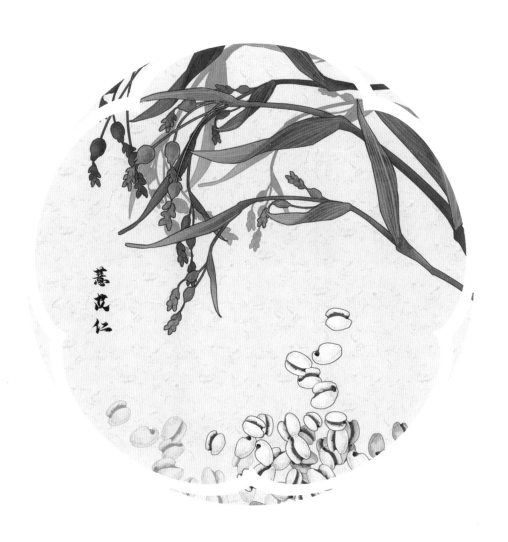

薏苡仁

薏苡仁别名苡米、苡仁、土玉米、起实、六谷子等，为禾本科植物薏米［*Coix lacryma-jobi L.var.ma-yuen（Roman.）Stapf*］的干燥成熟种仁。秋季果实成熟时采割植株，晒干，打下果实，再晒干，除去外壳、黄褐色种皮和杂质，收集种仁。

性状　本品呈宽卵形或长椭圆形，长4～8毫米，宽3～6毫米。表面乳白色，光滑，偶有残存的黄褐色种皮；一端钝圆，另端较宽而微凹，有1淡棕色点状种脐；背面圆凸，腹面有1条较宽而深的纵沟。质坚实，断面白色，粉性。气微，味微甜。

产地　广泛分布于中国南北各地。

药食小典故

治疗瘴气：东汉名将马援（伏波将军）领兵到南疆打仗，军中士卒病者甚多。当地民间有种用薏苡仁治瘴的方法，用后果然疗效显著。马援平定南疆凯旋时，带回几车薏苡仁药种。谁知马援死后，朝中有人诬告他带回来的几车薏苡仁，是搜刮来的大量明珠，马援因为这一事件蒙冤多年。

药用价值

【四气五味】气微寒，味甘、淡。

【归经】归脾、胃、肺经。

【功效】健脾，渗湿，止泻，排脓。

【主治】泄泻、筋脉拘挛屈伸不利，水肿、脚气、肠痈、白带等症。

【用法用量】煎服，9～30克。

【注意事项】

（1）妇女怀孕早期忌食。

（2）汗少、便秘者不宜食用。

（3）津液不足者慎用。

【药用附方】

（1）治腰脚走注疼痛：薏苡仁、茵芋（去梗，锉，炒）、白芍药、牛膝（洗，锉，焙，酒浸一宿，再焙）、川芎（洗）、丹参（去芦）、防风（去钗股）、独活（黄色如鬼眼者，去芦，洗，焙，秤，各半两）、侧子（一枚，炮，去皮脐）、熟干地黄（酒洒，九蒸九曝，焙，秤）、桂心（不见火）、橘皮（各一两）。(《普济本事方》)

（2）治胸痹缓急之证：薏苡仁（二两），大附子（一枚炮），杵为散，服方寸匕，日三服。(《成方切用》)

（3）治脉数，身无热，腹无积聚，按之濡，此为肠痈：薏苡仁（二两半），附子（炮，半两），败酱（一两一分）。(《三因极一病证方论》)

食用价值

美容养颜： 薏苡仁还因为富含维生素 E 而成为备受女人喜爱的美容食物，对于那些被粉刺、雀斑、妊娠斑等色斑问题，以及脱屑、痤疮等肌肤疾病困扰的女人，可通过多吃薏苡仁来保持皮肤光泽细腻，改善肤色。

减肥降脂： 薏苡仁具有明显的减肥效果，因为薏米含有丰富的水溶性纤维，可以由吸附胆盐（负责消化脂肪），使肠道对脂肪的吸收率变差。具体食用方法：薏仁茶早晚两次，每次 5 克左右熟薏米粉，用温开水冲服。若每天食用 50～100 克的薏米，可以降低血中胆固醇以及三酰甘油，并可预防高血脂症高血压、中风、心血管疾病以及心脏病。

润肠通便： 薏苡仁能利湿清热泻浊，有润肠通便的作用。

利尿除湿： 薏苡仁还具有利尿利湿消肿的功效，有助于排除人体内多余的水分，避免体内积聚，引起肿胀。具有预防肾功能不全的作用。

饮食注意

薏苡仁的性质微寒偏凉，因此，严重的脾胃虚寒患者、虚冷症、孕妇、体质虚弱，身体水分不足，常出现嘴唇干裂、口渴的人，都不适宜长期服食薏仁粥或单纯的薏仁食品。

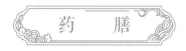
药　膳

1. 珠玉二宝粥

【配料和制作】薏苡仁、山药各 60 克，捣为粗末，加水煮至烂熟，再将柿霜饼 25 克，切碎，调入溶化，随意服食。

【功效主治】润肺益脾，用于脾肺阴虚，饮食懒进，虚热劳嗽。

2. 薏苡仁粥

【配料和制作】薏苡仁研为粗末，与粳米等分。加水煮成稀粥，每日 1～2 次，连服数日。

【功效主治】补脾除湿，用于脾虚水肿，或风湿痹痛、四肢拘挛等。

3. 薏苡瓜瓣桃仁汤

【配料和制作】薏苡仁 15 克，冬瓜子 30 克，桃仁 10 克，牡丹皮 6 克。加水煎服。

【功效主治】清热利湿，排脓；桃仁、牡丹皮配用，能活血化瘀。用于肠痈拘挛腹痛，右下腹可触及肿块，大便秘结，小便短赤等。牡丹皮味苦浊，可另用金银花、蒲公英之类清热解毒药。

4. 薏苡仁赤豆粥

【配料和制作】薏苡仁 50 克，赤小豆 25 克，白茯苓粉 20 克。将赤豆洗净浸泡半日，与薏苡仁同煮，赤豆煮烂后加入白茯苓粉再煮成粥，加白糖少许即成。每日 2 次温服。

【功效主治】利水渗湿，清热解毒。用于慢性肝炎的辅助治疗。

5. 薏苡仁山药粥

【配料和制作】薏苡仁、山药各 30 克，大枣 12 枚，小米 100 克，白糖 20 克，大枣洗净去核，切细条，山药研成细末，将小米洗净置于砂锅中，加入大枣、薏苡仁、山药末及适量水，用文火煨粥，粥成时加入白糖拌匀即可。

【功效主治】健脾和胃，益气润肤，适用于脾胃两虚而颜面多皱者，以及脾胃功能较差的中老年人。

6. 薏苡仁冬瓜猪肉汤

【配料和制作】薏苡仁、扁豆各 10 克，陈皮 5 克，冬瓜（连皮）500 克，猪肉 400 克，生姜适量。猪肉洗净切块，焯去血水备用。薏苡仁、扁豆、陈皮洗净，冬瓜（连皮）洗净切块，生姜切片；上述用料一同放入砂锅，加适量清水，大火煮沸，小火熬煮 1.5 小时，调入精盐即成。

【功效主治】具有健脾祛湿的功效。适用于脾虚湿盛型乙型肝炎患者。

7. 薏苡仁赤豆鲫鱼汤

【配料和制作】薏苡仁、赤小豆各 30 克，陈皮 5 克，生姜 3 片，鲫鱼 1 条（约 400 克），鲫鱼去鳞及肠肚，洗净，入油锅煎熟备用。薏苡仁、赤小豆、陈皮、生姜洗净，与鲫鱼一同放入砂锅，加适量清水，大火煮沸，小火熬煮 1～1.5 小时，加入适量料酒，煮沸片刻后即可食用。

【功效主治】具有健脾、祛湿、消肿的功效，适用于脾虚水肿、脚气水肿者食用。

荷　叶

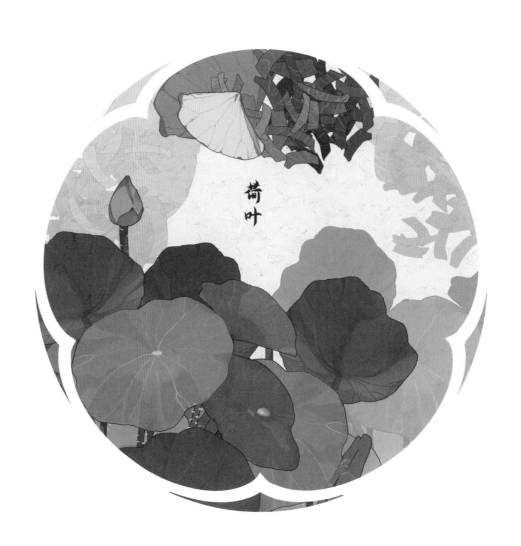

荷叶

荷叶别名莲花茎、莲茎等，为睡莲科植物莲（*Nelumbo nucifera Gaertn*）的干燥叶。夏、秋二季采收，晒至七八成干时，除去叶柄，折成半圆形或折扇形，干燥。

性状 本品叶多折成半圆形或扇形，展开后类圆盾形，直径20～50厘米，全缘或稍成波状。上表面深绿色或黄绿色，较粗糙；下表面淡灰棕色，较光滑，有粗脉21～22条，自中心向四周射出，中心有突起的叶柄残基。质脆，易破碎，微有清香气，味微苦。

产地 分布于中国湖南、福建、江苏、浙江等地。

药食小典故

荷叶包饭生发元气：相传东晋末年，南朝陈霸先当皇帝之前，曾率兵镇守京口重镇，与北齐的军队对峙两个多月，酷暑难当，城内军民又缺粮，形势非常危急。老百姓听说后，纷纷支援陈军，用荷叶包饭，再夹上蔬菜，送进城里。这荷叶饭香味扑鼻，既消暑又果腹，陈军吃了后士气为之一振，结果打了个胜仗。按中医的说法，荷叶与饭共煮，有生发元气、调理脾胃、清热解暑的功效。

药用价值

【**四气五味**】气凉，味苦、辛、微涩。

【**归经**】归肝、脾、胃经。

【**功效**】消暑利湿，健脾升阳，散瘀止血。

【**主治**】暑热烦渴，头痛眩晕，水肿，食少腹胀，泻痢，白带，脱肛，吐血，衄血，咯血，便血，崩漏，产后恶露不净，损伤瘀血。

【**用法用量**】煎服，3～10克。荷叶炭3～6克。

【**注意事项**】

（1）气虚者慎服。

（2）孕妇谨慎服用。

【药用附方】

（1）疗产后恶露不下，腹中疼痛，心神烦闷：干荷叶（二两），鬼箭羽、桃仁、刘寄奴、蒲黄（各一两）。（《妇人大全良方》）

（2）治脚胫生疮，浸淫腿膝，脓汁淋漓，热痹痛痒：干荷叶（四张），藁本（一分），上为锉散。以水二斗，煎减五升，去滓，温暖得所。淋渫，仍服前大黄左经汤佳。（《三因极一病证方论》）

（3）治一切疟病：甘草（爁）、绿豆末、荷叶（爁，各五两）、定粉（研）、龙脑（研）、麝香（研，各半两），金箔（二十五片，为衣），信砒（醋煮，二两半），朱砂（研飞，一两一分）。（《太平惠民和剂局方》）

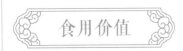

食用价值

美容养颜：《本草纲目》认为荷叶能解毒敛疮，是降脂、清热、静心益色、驻颜轻身的良药。

减肥降脂：荷叶碱能强悍的密布在人体肠壁上，形成一层脂肪隔离膜，阻止脂肪吸收，防止脂肪堆积，其具有较强的油脂排斥功效，从而让你对荤腥油腻的食物渐渐产生反感，所以具有极佳的降脂减肥功效。

润肠通便：荷叶富含纤维素能促进肠道蠕动速度，帮助粪便尽快排出清除肠道毒素。

清热解毒：荷叶茶性寒，所以上火的人喝它有很好的清热解毒的功效。荷叶茶能平肝火，泻脾火和降肺火的功效也是很厉害的。如果身体出现了肝火过旺或者是口腔生疮了都可以喝荷叶茶来降火，能让那个身体不舒服的症状得到缓解，还能增强体质。

利尿除湿：荷叶有利水功效，可缓解面部水肿及小便量较少的问题。

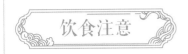

饮食注意

荷叶性寒，所以冲泡出来的荷叶茶也是属于寒性的，建议女性在月经期间最好不要服用，避免出现月经不调的情况，甚至还有可能加重痛经的问题。脾胃虚寒的人群也不建议将荷叶泡水喝。另外，身体气血虚弱的患者也最好能够谨慎服用，避免身体越来越虚弱。日常将荷叶泡水喝也需要注意适量，如果过量服用不仅不能够保健身体，反而会对身体健康造成影响。

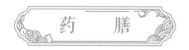

1. 荷叶党参汤

【配料和制作】荷叶 10 克，党参 30 克，白术、泽泻、生龙骨、生牡蛎各 15 克，当归 12 克，陈皮 9 克。将上述药材一同放入砂锅中，加入清水适量，水煎去渣取汁。每日 1 剂，每次 30 毫升，每日 3 次服用。

【功效主治】补中益气，健脾益肺。适用于各型高血压。

2. 荷叶冬瓜汤

【配料和制作】荷叶 1 块，鲜冬瓜 500 克，食盐适量。荷叶、冬瓜共入锅内，加水煲汤，食盐调味。饮汤食冬瓜。

【功效主治】清热解暑，利尿通淋。适用于暑热泄泻，头晕头痛。

3. 荷叶白果猪肝汤

【配料和制作】猪肝 600 克，白果肉 80 克，鲜荷叶 1 张，腐竹 100 克，薏苡仁 25 克，大枣 50 克，陈皮 8 克，料酒、姜末、盐、香油、酱油各适量。用法：猪肝洗净，加适量料酒、姜末、盐和匀码味；腐竹洗净发胀，切成短节、与猪肝共入沸水锅煮一段时间，然后下白果、大枣、薏苡仁、陈皮，用小火煨至猪肝烂软，再将洗净的鲜荷叶覆盖锅上煨 15 分钟左右，加盐调味引用。

【功效主治】补肝肾，益精血，滋阴壮阳。适用于各型高血压。

4. 荷叶山楂薏米茶

【配料和制作】干荷叶 5 克，干山楂 15 克，陈皮 10 克，薏苡仁 35 克；冰糖适量。将干荷叶、干山楂、陈皮和薏苡仁洗净，锅置火上，倒入清洗好的材料，注入清水，煮至熟软，加入冰糖，用大火煮至溶化，关火后盛出煮好的药茶即成。

【功效主治】清热利尿，健脾利水。适用于肉食积滞、胃脘胀满、泻痢腹痛、瘀血经闭等症。

木 瓜

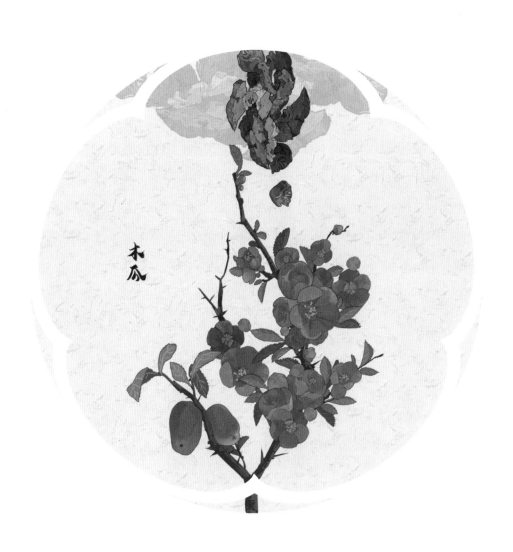

木瓜

木瓜别名乳瓜、万寿果等，为蔷薇科植物贴梗海棠［*Chaenomeles speciosa*（*Sweet*）*Nakai*］的干燥近成熟果实。夏、秋二季果实绿黄时采收，置沸水中烫至外皮灰白色，对半纵剖，晒干。

性状 本品长圆形，多纵剖成两半，长 4～9 厘米，宽 2～5 厘米，厚 1～2.5 厘米。外表面紫红色或红棕色，有不规则的深皱纹；剖面边缘向内卷曲，果肉红棕色，中心部分凹陷，棕黄色；种子扁长三角形，多脱落。质坚硬。气微清香，味酸。

产地 分布于中国山东、陕西、湖北、江西、安徽、江苏、浙江、广东、广西等地。

药食小典故

风湿痹痛： 宋朝著名医学家许叔微在《本事方》中曾记载了用木瓜治疗风湿痹痛的有趣故事。安徽广德顾安中患脚气筋急腿肿，不能行走，只好乘船回家。在船上，他将两脚搁在一包装货的袋子上。下船时，发现自己肿胀的双腿已经消肿，疼痛也减轻。他十分惊奇，就问船家袋子中装有何物？船家回答是木瓜。顾安中回家后即刻买来木瓜切片装于袋子中，每日将双腿放在袋子上面。不久，他的脚气肿病就痊愈了。这一记载，说明了木瓜治疗风湿痹痛确有效验。

药用价值

【**四气五味**】气温，味酸。

【**归经**】归肝、脾经。

【**功效**】舒筋活络，和胃化湿。

【**主治**】吐泻转筋，风湿痹痛，肢体酸重，筋脉拘挛，脚气水肿。

【**用法用量**】煎服，5～10 克。

【**注意事项**】

（1）不可多食，损齿及骨。

（2）忌铅、铁。

（3）孕妇不宜用。

（4）下部腰膝无力，精血虚，真阴不足者不宜用。

（5）伤食脾胃未虚，积滞多者，不宜用。

【药用附方】

（1）胁与少腹拘急痛，目赤耳聋，甚则咳逆，肩背尻阴股膝，足皆痛：牛膝（酒浸）、木瓜（各一两），炙甘草（五钱），芍药、天麻、菟丝子（酒浸）、枸杞子（各三钱），黄松节（二钱），姜（二片），枣（一枚），杜仲（姜汁炒三钱），煎同前法。（《三因》）

（2）治风寒湿客于营卫合而成痹，使肢节疼痛，麻痹不仁，手臂无力，项背拘急，脚膝疼挛不能屈伸，宜常服：木瓜肉、麒麟竭（另研）、没药（另研）、自然铜（煅，醋淬七次，研）、木香、虎胫骨（酒炙黄）、枫香脂（研）、败龟板（醋炙黄）、骨碎补（去毛）、甜瓜子、官桂（去粗皮）、当归身（锉，焙。各一两），乳香（另研，半两），地龙（去土，秤）、安息香（汤酒煮入药。各二两）。（《圣济总录》）

（3）治脚气肿痛：治酒食过度，中焦蕴热，烦渴枯燥，小便并多，遂成消中。兼治瘴渴。所谓瘴渴者，北人往南方瘴地，多有此疾。木瓜干、乌梅（打破不去仁）、麦（炒）、甘草、草果（去皮，各半两）。（《三消治法》）

食用价值

木瓜有两大类，蔷薇科木瓜属植物木瓜与热带水果番木瓜科木瓜（番木瓜）。木瓜从用途上也分为食用和药用木瓜。药用木瓜口感差，一般不直接食用。在食用价值部分主要和大家介绍食用木瓜的价值。

美容养颜： 木瓜中含有丰富的胡萝卜素是一种天然的抗氧化剂，破坏加速人体衰老的氧自由基，能有效对抗全身细胞的氧化，维生素C的含量非常高，因此，常吃木瓜能够延缓衰老、美容护肤。

减肥降脂： 木瓜中含有丰富的木瓜蛋白酶，可以把脂肪分解为脂肪酸，从而减少人体脂肪的堆积。

润肠通便：木瓜中含有大量的膳食纤维，这些膳食纤维可促进肠道的蠕动，可促进大便排出缓解便秘。

促进消化：对身体的吸收消化有促进的作用，木瓜中的蛋白酶是很特殊的，可将我们人体的脂肪进行有效分解，然后形成脂肪酸，并能消化蛋白质，有利于对我们常吃的食物进行吸收和消化，故有健脾消食的良效。

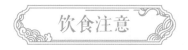

番木瓜碱有轻微毒性，所以每次吃得不能过多，过敏体质更应该谨慎。还有孕妇不能吃没熟透的生木瓜，否则容易引起宫缩、腹痛，导致流产。注意：在煮炖木瓜的时候，不要用含铅、铁的容器。此外，木瓜和海鲜一起吃，容易上火，也不能和油炸食物一起吃，容易腹泻。

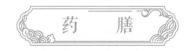

1. 木瓜薏苡仁粥

【配料和制作】木瓜与薏苡仁、粳米一起放入锅内，加冷水适量，武火煮沸后文火炖至薏苡仁酥烂即可食用。喜甜食者可加入白糖1匙。

【功效主治】祛风湿，通经络，舒筋骨，止痹痛。对下肢踝、膝关节痛，筋脉不舒，湿痹重者，常食有较好疗效。

2. 木瓜炖牛肉

【配料和制作】将木瓜30克洗净，切薄片；牛肉300克洗净，切3厘米见方的块；姜切片，葱切段；莴苣头100克去皮，切3厘米见方的厚块。牛肉、木瓜、莴苣头、料酒、姜、葱同放炖锅内，加水1 800毫升，置武火上烧沸，再用文火炖45分钟，加入盐、鸡精、胡椒粉即成。

【功效主治】疏经活络，强筋健骨。适用于风湿疼痛、虚损、消渴、脾弱不运、水肿等症。

3. 木瓜煮鱼肚

【配料和制作】木瓜 300 克润透，切片；鱼肚 300 克用鸡油发好，切 3 厘米长的段；姜切片，葱切段。将木瓜、鱼肚、姜、葱、料酒同放炖锅内，加水 500 毫升，置武火上烧沸，再用文火煮 25 分钟，加入盐，鸡精、胡椒粉即成。

【功效主治】疏经活络，祛风湿，补肾益精。适用下风湿疼痛、肾虚遗精、崩漏、创伤出血等症。

4. 木瓜鸡

【配料和制作】鸡剁成小块，放入热油锅内爆炒至七成熟，再注进冷水和食盐，煮沸 5 分钟后加入木瓜，再煮沸 5 分钟左右即可食用。

【功效主治】具有舒筋活络，健脾和胃化湿之效。适用于胃痛，消化不良，筋骨酸痛，气血不足等症状。

赤小豆

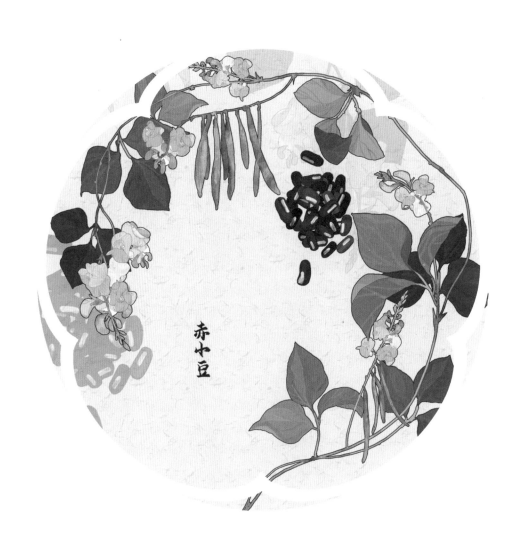

赤小豆

赤小豆别名红赤小豆、红豆、红小豆、红赤豆、小豆等，为豆科植物赤小豆（*Vigna umbellata Ohwi et Ohashi*）或赤豆（*Vigna angularis Ohwi et Ohashi*）的干燥成熟种子。秋季果实成熟而未开裂时拔取全株，晒干，打下种子，除去杂质，再晒干。

性状 赤小豆呈长圆形而稍扁，长 5～8 毫米，直径 3～5 毫米。表面紫红色，无光泽或微有光泽；一侧有线形突起的种脐，偏向一端，白色，约为全长 2/3，中间凹陷成纵沟；另侧有 1 条不明显的棱脊。质硬，不易破碎。子叶 2，乳白色。气微，味微甘。赤豆呈短圆柱形，两端较平截或钝圆，直径 4～6 毫米。表面暗棕红色，有光泽，种脐不突起。

产地 广泛分布于中国南北各地。

药食小典故

相思树的爱情佳话：段公路在《北户禄》中记载："大夫韩凭妻美，宋康王夺之，凭自杀妻，投之台下死。王怒令坟相望，宿昔有文梓木生二坟之端，根交于下，枝错其上。康王哀之，因号相思子。"意思是宋王想要韩凭将其妻献给他，但韩凭夫妇不从，韩凭在台下自杀，妻子投台而死。宋康王命人将他们夫妻分葬大路两旁，不准合墓。后两墓葬处各生一棵梓树，树根在地下纠缠，树枝在上互相交错，称为"相思树"，成为一段凄美的爱情佳话。此为相思子之名由来又一说。

药用价值

【**四气五味**】气平，味甘、酸。

【**归经**】归心、小肠经。

【**功效**】利水消肿，解毒排脓。

【**主治**】水肿胀满，脚气水肿，黄疸尿赤，风湿热痹，痈肿疮毒，肠痈腹痛。

【**用法用量**】煎服，9～30 克。外用适量，研末调敷。

【注意事项】

（1）陶弘景："性逐津液，久食令人枯燥。"

（2）《食性本草》："久食瘦人。"

（3）《随息居饮食谱》："蛇咬者百日内忌之。"

【药用附方】

（1）治阳黄兼表证：麻黄、连翘、甘草、生姜（各二两），赤小豆（一升），生梓白皮（一斤），杏仁（四十粒），大枣（十二枚），以潦水一升，先煮麻黄，再沸，去上沫，内诸药，煮取三升，分温三服，半日服尽。（《伤寒论注》麻黄连翘赤小豆汤）

（2）治妊娠手脚肿满拎急：赤小豆、商陆干（各等分），上为锉散。每一两，水一碗，煎至七分盏，汁清服。（《三因极一病证方论》商陆赤小豆汤）

食用价值

增进食欲：赤小豆性味甘、酸，性平，归脾经，有健脾益气利水除湿之功效，尤其对脾虚湿盛、肢体困重、食欲不振之证等疗效甚佳，是食疗之佳品。

利水消肿：赤小豆性善于下行，通利水道，具有消除水肿胀满，脚气浮肿的功效。赤小豆中的皂角甙比较多，可以对肠胃起到刺激作用，具有良好的利尿作用。能解酒、解毒，对心脏病和肾病、水肿有益。

润肠通便：赤小豆有较多的膳食纤维，具有良好的润肠通便、健美减肥的作用。

通络催乳：赤小豆是富含叶酸的食物，产妇、乳母多吃红小豆有催乳的功效。

饮食注意

赤小豆药性下行，有消肿利尿的效果，对于尿频、小便清长的人来说是不适合的。此外，身体比较瘦弱的人也不宜过食赤小豆。阴虚而无湿热者以及小便清长者忌食赤小豆。被蛇咬者百日内食用赤小豆的话，会引发非常严重的后遗症。此外，羊肝、羊肉、鲤鱼不宜与赤小豆同服。

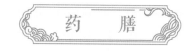

药 膳

1. 冬瓜赤豆汤

【配料和制作】将冬瓜、赤豆加水两碗煮沸，用小火煨 20 分钟即可。不加盐或少加盐，日服 2 次，食瓜喝汤。

【功效主治】利小便、消水肿、解热毒。适用于急性肾炎浮肿尿少者。

2. 赤豆玉米薏仁粥

【配料和制作】将玉米须加水适量先煎 10 分钟，赤小豆、薏苡仁洗净入锅，用旺火烧开后转用小火熬成稀粥。温服，每日 1 次。

【功效主治】温阳利水。适用于疲劳、困倦、肥胖人群。

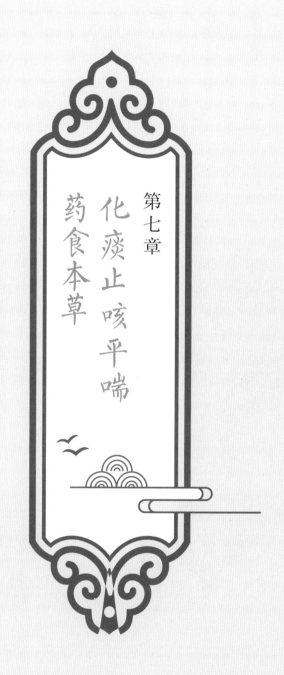

第七章

化痰止咳平喘
药食本草

川贝母

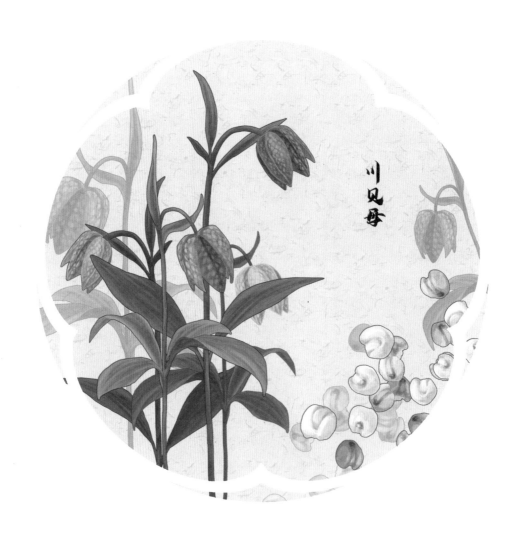

川贝母别名京川贝、西贝母、新疆贝、伊贝、松贝等，为百合科植物川贝母（*Fritillaria cirrhosa D.Don*）、暗紫贝母（*Fritillaria unibracteata Hsiao et K.C.Hsia*）、甘肃贝母（*Fritillaria przewalskii Maxim*）、梭砂贝母（*Fritillaria delavayi Franch*）、太白贝母（*Fritillaria taipaiensis P. Y. Li*）或瓦布贝母［*Fritillaria unibracteata Hsiao et K. C. Hsiavar. wabuensis*（*S. Y. Tanget S. C. Yue*）*Z. D. Liu，S. Wang et S. C. Chen*］的干燥鳞茎。按性状不同分别习称"松贝""青贝""炉贝"和"栽培品"。夏、秋二季或积雪融化后采挖，除去须根、粗皮及泥沙，晒干或低温干燥。

性状　松贝呈类圆锥形或近球形，高 0.3 ～ 0.8 厘米，直径 0.3 ～ 0.9 厘米。表面类白色。外层鳞叶 2 瓣，大小悬殊，大瓣紧抱小瓣，未抱部分呈新月形，习称"怀中抱月"；顶部闭合，内有类圆柱形、顶端稍尖的心芽和小鳞叶 1 ～ 2 枚；先端钝圆或稍尖，底部平，微凹入，中心有 1 灰褐色的鳞茎盘，偶有残存须根。质硬而脆，断面白色，富粉性。气微，味微苦。青贝呈类扁球形，高 0.4 ～ 1.4 厘米，直径 0.4 ～ 1.6 厘米。外层鳞叶 2 瓣，大小相近，相对抱合，顶部开裂，内有心芽和小鳞叶 2 ～ 3 枚及细圆柱形的残茎。炉贝呈长圆锥形，高 0.7 ～ 2.5 厘米，直径 0.5 ～ 2.5 厘米。表面类白色或浅棕黄色，有的具棕色斑点。外层鳞叶 2 瓣，大小相近，顶部开裂而略尖，基部稍尖或较钝。栽培品呈类扁球形或短圆柱形，高 0.5 ～ 2 厘米，直径 1 ～ 2.5 厘米。表面类白色或浅棕黄色，稍粗糙，有的具浅黄色斑点。外层鳞叶 2 瓣，大小相近，顶部多开裂而较平。

产地　分布于中国西藏、云南和四川等地。

药食小典故

"川贝母"名称的由来：从前，有一个得了肺痨的孕妇，连怀两胎都因产妇晕倒后流产了。当家人无能为力之时，正好有个医生从门口经过。并告诉家人："产妇是因为有病导致晕倒，有一种草药，只要让产妇连吃 3 个月，吃完后保管能药到病除。"说完之后，医生还具体描述了这种草药的形状等特征。自此，丈夫每天勤快地上山采药，采完药就熬给媳妇喝。没过多长时间，媳妇又怀孕了，之后果然母子平安。喜得儿孙的一家人到医生家道谢，想打听这味神奇的草药叫什么名字。但医生也不知道它的名字。这时，只听喜得贵子的媳妇说："这个孩子是我的宝贝，我这个当母亲的这次也安全，并没有晕过去，我看这味草药不如叫'贝母'吧！"在场的所有人都同意了这一提议，自此，"贝母"这个名字就流传下来了。

药用价值

【四气五味】气微寒，味苦、甘。

【归经】归肺、心经。

【功效】清热润肺，化痰止咳，散结消痈。

【主治】肺热燥咳，干咳少痰，阴虚劳嗽，痰中带血，瘰疬，乳痈，肺痈。

【用法用量】煎服，3～10克；研粉冲服，1～2克。

【注意事项】

（1）不宜与乌头类药材同用。

（2）脾胃虚寒及有湿痰者不宜。

【药用附方】

（1）治小儿咳嗽喘闷：贝母（去心麸炒半两），甘草（炙一分）。上二味，捣罗为散。如二三岁儿。每服一钱匕，水七分，煎至四分。去滓入牛黄末少许，食后温分二服，更量儿大小加减。（《圣济总录》）

（2）治产后无乳：贝母（君），知母（佐），牡蛎（使）为末，猪蹄汤下。治产妇少乳，用穿山甲烧存性，为末，空心热酒调服。（《济世全书》）

食用价值

润肺化痰：川贝母性苦、甘，微寒，归肺、心经，适合有肺热燥咳、干咳少痰、阴虚劳嗽、咳痰带血之人作为食疗之品经常服用，起到润肺化痰止咳之功效。

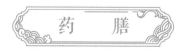

在服用川贝母期间忌食太过油腻或是辛辣的食物；因为川贝母的药效微寒，所以脾胃虚寒及寒痰、湿痰者慎服。孕妇、小孩、老年人等特殊人群在食用川贝母时需要在医生的指导下进行，支气管扩张、肺脓疡、肺心病、肺结核、糖尿病患者也应在医师指导下服用。

药　　膳

1. 川贝梨

【配料和制作】雪梨 2 个，洗净，削皮，去核，切成 12 瓣；川贝母 4 克，洗净。梨块装入蒸碗内，入贝母、冰糖，加开水 50 毫升，用湿绵纸封严碗口，上笼蒸 2 小时取出。梨块摆入盘内；原汁倒入锅中，加清水少许，用湿豆粉勾芡，淋在梨上。

【功效主治】润肺止咳，清热化痰。适用于虚劳久咳，痰中带血；肺热咳喘，痰黄稠等。

2. 川贝鸡蛋

【配料和制作】川贝 5 克研细末。鸡蛋敲一如 1 分硬币大小的孔，川贝粉掺入鸡蛋内，湿纸将孔封闭，蒸熟。

【功效主治】止咳化痰，清金养肺。适用于咳嗽日久不愈，顿咳等。

3. 川贝江米梨

【配料和制作】鸭梨 2 个（300～400 克），川贝母 6 克，江米 100 克，熟猪油 10 克，白糖 150 克，桂花卤 3 克，湿淀粉少许。川贝研细末，装入削去皮、挖去核的梨内，放入碗中。江米淘净放另碗中，加水上屉蒸烂，取出加白糖、桂花卤、猪油拌匀，倒入盛梨的碗内，用油纸封住碗口，上屉蒸 1 小时，取出，扣入盘中。锅内放水，加糖 100 克，沸后湿淀粉勾稀流芡，浇在江米梨上。

【功效主治】清热化痰，润肺止咳。适用于虚劳咳嗽，肺热咳嗽，百日咳，急、慢性气管炎等。

胖大海

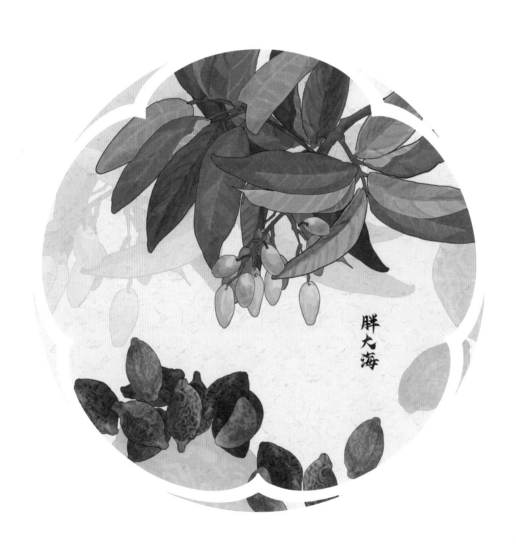

胖大海

胖大海别名大海、大海子、大洞果、大发等，为梧桐科植物胖大海（*Sterculia lychnophora Hance*）的干燥成熟种子。

性状 本品呈纺锤形或椭圆形，长 2～3 厘米，直径 1～1.5 厘米。先端钝圆，基部略尖而歪，具浅色的圆形种脐。表面棕色或暗棕色，微有光泽，具不规则的干缩皱纹。外层种皮极薄，质脆，易脱落。中层种皮较厚，黑褐色，质松易碎，遇水膨胀成海绵状。断面可见散在的树脂状小点。内层种皮可与中层种皮剥离，稍革质，内有 2 片肥厚胚乳，广卵形；子叶 2 枚，菲薄，紧贴于胚乳内侧，与胚乳等大。气微，味淡，嚼之有黏性。

产地 分布于中国海南、广西等地。

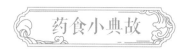

药食小典故

胖大海的"身世"： 相传在古代，有个叫朋大海的青年经常跟着叔父坐船，从海上到安南（今越南）大洞山采药。据说大洞山有一种神奇的青果能治喉病，给喉病患者带来了福音，但大洞山上有许许多多野兽毒蛇出没，一不小心就会丧命。朋大海很懂事，深知穷人的疾苦，他和叔父用采回来的药给穷人治病，少收或不收钱，穷人对大海叔侄非常感激。但有一次，叔父病了，大海一人到安南大洞山去采药，一去就再没回来。叔父病好后，到安南大洞查看，才得知大海可能被白蟒吃掉了。大家想永远记住他，于是便将青果改称为"朋大海"，又由于大海生前比较胖，也有人把它叫做"胖大海"。

药用价值

【**四气五味**】气寒，味甘。

【**归经**】归肺、大肠经。

【**功效**】清热润肺，利咽解毒，润肠通便。

【**主治**】肺热声哑，干咳无痰，咽喉干痛，热结便闭，头痛目赤。

【**用法用量**】2～3 枚，沸水泡服或煎服。

【注意事项】本品性寒滑肠，故脾虚便溏者忌服。

【药用附方】

（1）治一切热症：胖大海（二钱）煎服立起，并治一切热症。痘疮稠密。（《食物本草》）

（2）蝉亦止小儿夜啼：净蝉蜕（去足土，二钱），滑石（一两），麦冬（四钱），胖大海（五个），桑叶、薄荷叶（各二钱），嘱其用水壶泡之代茶饮。（《医学衷中参西录》）

食用价值

清热利咽：胖大海味性甘、性寒，归肺，大肠经，清热润肺，适合咽喉干痛，干咳无痰之人食用。用于泡茶，可以起到润喉化痰的作用，可用于用嗓过度等引发的声音嘶哑等。

促进消化：胖大海水浸物能促进胃肠蠕动，有促进消化、缓泻等作用。

减肥降脂：胖大海中还有丰富的不饱和脂肪酸，包括油酸、亚油酸、棕榈油酸等，对调节血脂和胆固醇、减少动脉硬化以及减肥均有帮助。

润肠通便：胖大海性寒，归大肠经，有缓泻之作用，尤其对热结便秘的患者，饮用胖大海茶饮有着良好的润肠通便的功效。

饮食注意

有感冒者禁用。若老年人突然失音、脾虚便溏者，盲目使用胖大海，会导致脾胃虚弱、大便溏薄、饮食减少、胸闷、身体消瘦等不良反应而有损身体健康。代茶饮每次不得超过3粒，防止中毒。本品有伪品："圆粒苹婆"，泡水中也能变大，但不入药，请大家注意鉴别。

胖大海不能泡茶服用，因为有的患者可能会出现过敏反应，如全身皮肤发痒、口唇水肿等，长期大量饮用会给健康带来隐患，甚至会危及生命。

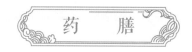

药 膳

1. 雪海润肺盅

【配料和制作】胖大海 20 克，枸杞子 10 克，雪梨 2 只。胖大海用沸水浸泡 50 分钟，去皮、去核。雪梨 1 只去皮，切成 2 厘米大小块，与胖大海同蒸 10 分钟。把另一个雪梨去心切盖做成碗状。把蒸好的雪梨与胖大海、枸杞子放在雪梨中，再蒸 5 分钟即可。

【功效主治】有润肺功效，适用于阴虚或气郁体质所引起的咽喉肿痛、干咳无痰等症状。

2. 胖大海茶

【配料和制作】取胖大海 3 粒，开水泡服，闷盖半小时左右，徐徐服完。间隔 4 小时，如法再泡服 1 次。

【功效主治】清热、润肺、利咽、解毒的功效，适用于急性扁桃腺炎，一般经 2～3 天治疗即愈。

白　果

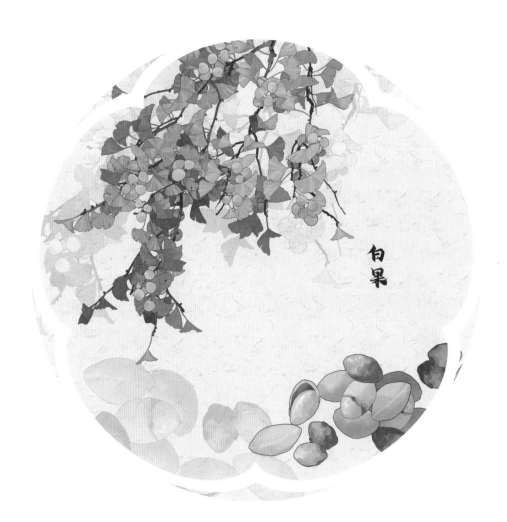

白果

白果别名鸭脚子、灵眼、佛指柑、银杏、公孙树子等，为银杏科植物银杏（*Ginkgo biloba L.*）的干燥成熟种子。秋季种子成熟时采收，除去肉质外种皮，洗净，稍蒸或略煮后，烘干。

性状　本品椭圆形，长 1.5 ～ 2.5 厘米，宽 1 ～ 2 厘米，厚约 1 厘米。表面黄白色或淡黄棕色，平滑坚硬，一端稍尖，另端钝，边缘有 2 ～ 3 条棱线，中种皮（壳）质硬，内种皮膜质。一端淡棕色，另端金黄色。种仁粉性，中间具小芯，味甘、微苦。

产地　分布于中国山东、江苏、广西、四川、河南、湖北等地。

药食小典故

白果的由来：传说，很早以前，有一位穷人家的姑娘名叫白果。一日，她在山坡上拾到了一枚奇异的果核，她把它种在了常去放羊的大刘山的一个山坳里。经过几年的精心照料，这颗神奇的种子生根发芽，很快长成了一棵参天大树，每年秋天都会结满黄澄澄的果子。一天，白果姑娘赶着羊群来到了这棵树下，突然接连咳嗽几十声，痰涌咽喉，吐咽不下，顿时昏迷过去。这时，只见从大树上飘下来一位美丽的仙女，手里拿着几颗从树上摘下的果子，她取出果核，搓成碎末，一点一点地喂进白姑娘口中，片刻，痰就不涌了。很快，白姑娘睁开眼睛，那仙女朝她笑了一下，就飞上大树不见了。惊异的白姑娘赶紧从地上爬起来，从树上摘下许多果子，带到村里，送给有病的人吃，治好了成千上万的咳喘患者。就这样，一传十，十传百，传来传去，人们干脆把"白姑娘送的果子"叫白果，那结满白果的大树就叫"白果树"了。从此，白果树叶降血压，白果树果核治咳喘，连同白果姑娘的故事就被世世代代流传了下来。

药用价值

【四气五味】气平，味甘、苦、涩；有毒。

【归经】归肺、肾经。

【功效】敛肺定喘，止带缩尿。

【主治】哮喘痰嗽、带下白浊、小便频数、遗尿等。

【用法用量】煎服，4.5～9克；捣汁或入丸、散。外用：捣敷。

【注意事项】生食有毒，不可多用，小儿更应注意。

【药用附方】

（1）治哮喘：压掌散，治男妇哮喘。麻黄（去节，二钱五分），炙甘草（二钱），白果（五枚，打碎）。水煎，临卧服。（《医宗必读》）

（2）治齁喘气急：麻黄（六分），杏仁（一钱），半夏（六分甘草水泡七次），黄芩（微炒三分），苏子（一钱），款冬花（一钱），甘草（二分），白果（五枚去壳打碎炒黄），桑白皮（蜜炙五分）。上锉。水煎。温服。不必用生姜。（《寿世保元》）

食用价值

白果主要分为药用白果和食用白果两种，药用白果略带涩味，食用白果口感清爽。

化痰平喘：白果性平和，归肺、肾经。能敛肺气，平喘咳，消痰涎，常与其他止咳平喘、收敛止带药配伍，白果仁主要用于治疗咳嗽、痰多、气喘、白带、带下白浊、小便频数等症。

美容养颜：白果可治疗痤疮，同时滋阴养颜抗衰老，使人肌肤、面部红润。白果中的银杏多糖和黄酮类物质有着良好的抗氧化能力，均能起到延缓衰老的作用。

活血化瘀：白果中的总黄酮成分对心脑血管疾病有着较大益处，其抑制血管内皮细胞的增殖和血管生成，对血液循环的改善有着较大作用。

饮食注意

有实邪者忌服。生食或炒食过量可致中毒，小儿误服中毒尤为常见。不良反应或中毒：白果中毒，古代即有记载，亦屡有报告。大多发生在入秋白果成熟季节，因炒食或煮食过量所致。生吃白果后，中毒现象出现在服后1～12小时，症状为发热、呕吐、腹痛、泄泻、惊厥、呼吸困难，严重者可因呼吸衰竭而死亡。少数人则表现为感觉障碍、下肢瘫痪。使用白果切不可过量。服食白果制成的食品也应注意这点。刺激皮肤，白果的外种皮有毒，能刺激皮肤引起接触性皮炎、发疱。有人接触还会出现过敏性皮炎。症状发展迅速，须急速抢救处理。

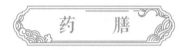

药　膳

1. 白果全鸭

【配料和制作】白果200克，水盆鸭1只（约1000克），猪油500克，胡椒粉、料酒、鸡油、姜、葱、食盐、未经、花椒、清汤、淀粉各适量。将白果带壳放入锅内，用沸水煮熟，捞出，去皮膜，切去两头，去心，再用开水焯去苦水，在猪油锅中炸一下，捞出待用。另将水盆鸭洗净，整净，用食盐、胡椒粉、料酒，再将鸭身内外抹匀后，放入盆内，加入姜、葱、花椒，上笼蒸1小时取出。拣去姜、葱、花椒，用刀从背脊处切开，去净全身骨头，铺在碗内，齐碗口修圆，修下的鸭肉切成白果大小的丁粒，与白果拌匀，放于鸭脯上。把原汁倒入，加汤上笼蒸30分钟，至鸭肉熟烂，即翻入盘中。然后在锅内掺清汤，加入余下的料酒、盐、味精、胡椒面，用水淀粉勾芡，淋在鸭面上即可。

【功效主治】滋阴定喘、敛肺止咳。适用于肺燥引起的咳嗽等。

2. 白果豆浆

【配料和制作】黄豆70克，白果20粒，饮用水900毫升，冰糖20克。白果去壳去掉内皮黄豆和白果洗净，加入900毫升清水制备豆浆，加入冰糖搅拌至溶化即可。

【功效主治】止咳平喘，补肺益肾。对肺燥引起的咳嗽、干咳无痰、咳痰带血等症状都有较好的作用。

3. 白果粥

【配料和制作】炒白果10克，豆腐皮50克，山药30克，粳米50克煮粥。

【功效主治】益气止咳，涩肠止带。适用于老年人肺虚咳嗽、尿频、小儿遗尿、女性白带异常等。

银杏叶

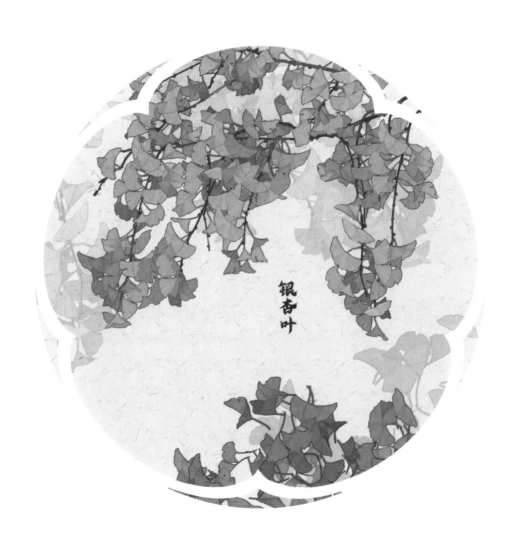

银杏叶

银杏叶别名白果叶，来源于银杏科植物银杏（*Ginkgo biloba L.*）的干燥叶。秋季叶尚绿时采收，及时干燥。

性状　本品多皱褶或破碎，完整者呈扇形，长 3 ～ 12 厘米，宽 5 ～ 15 厘米。黄绿色或浅棕黄色，上缘呈不规则的波状弯曲，有的中间凹入，深者可达叶长的 4/5。具二叉状平行叶脉，细而密，光滑无毛，易纵向撕裂。叶基楔形，叶柄长 2 ～ 8 厘米。体轻。气微，味微苦。

产地　分布于中国山东、浙江、安徽、福建、江西、河北、河南、湖北、江苏、湖南、四川、贵州、广西等地。

药食小典故

孔子"诗礼银杏"：据《孔府档案》记载："孔子教其子孔鲤学诗习礼时曰：'不学诗，无以言；不学礼，无以立'，事后传为美谈，其后裔自称'诗礼世家'。"到五十三代衍圣公孔治，建造诗礼堂，以表敬意。因为孔子生前最喜欢吃的就是银杏果，因此孔府宴中银杏做成的菜肴成为主要菜品传承至今，故名"诗礼银杏"，是孔府宴中特有的传统菜。

药用价值

【**四气五味**】气平，味甘、苦、涩。

【**归经**】归心，肺经。

【**功效**】敛肺平喘，活血化瘀，通络止痛，化浊降脂。

【**主治**】瘀血阻络，胸痹心痛，中风偏瘫，肺虚咳喘，高脂血症。

【**用法用量**】煎服，9 ～ 12 克。

【**注意事项**】有实邪者忌用。

【**药用附方**】

（1）治眼癣：用银杏叶泡汤，少加枯矾末，温洗渐愈，奇效。（《潜斋简效方》）

（2）治肺痈：客冬肺痈，未能收口，以致咳嗽至今未止。间有吐瘀，寒热往来，梦寐不安，善性多疑，天癸渐少，脉象虚数，气短汗少，再延防成肺痈。金银花，贝母，薏仁，瓜蒌霜，甘草，桑白皮，桔梗，赤苓，银杏叶，杷叶，夜交藤，当归，橘络。（《江泽之医案》）

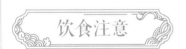

银杏叶是一种食用效果极佳的食材，有较好的降脂、降压、降糖、调节激素分泌的功效，食用之后对人体健康起到一定的维护的作用。

降脂减肥： 银杏叶有助于降低血清胆固醇，防止动脉硬化，同时也能起到减肥的作用。

敛肺平喘： 银杏叶入肺经，具有敛肺平喘的功效，是支气管哮喘和慢性支气管炎等肺部疾病患者的食疗佳品。

美容养颜： 银杏叶可降低脂质过氧化水平，减少雀斑，润泽肌肤，美丽容颜。

活血化瘀： 银杏叶味甘、苦、涩，性平，归心、肺经，有活血化瘀之功效，银杏叶提取物银杏内酯具有拮抗血小板的作用，可起到一定的心脑血管疾病和血栓性疾病的预防的作用。

饮食注意

银杏叶作为中药熬汤，研末服用，一般不能用来泡水喝。其食用禁忌是实邪者忌用，不能与鱼同食。银杏叶必须经过特别加工处理后才能食用，否则反而对身体有害。

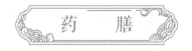

1. 银杏桑葚粥

【配料和制作】银杏叶 10 克，桑葚 15 克，粳米 30 克。将银杏叶洗净，切成粗碎片，放入多层纱布袋中，扎紧袋口后入砂锅，加水煎煮 2 次，每次 30 分钟，除去药袋，将两次煎汁和洗净的桑葚、粳米放入锅内，大火煮沸后，用小火熬成稠粥。

【功效主治】降血压，适用于原发性高血压，以头痛眩晕、腰膝酸软为主症者。

2. 银杏叶荸荠炒肉

【配料和制作】银杏叶 15 克，猪瘦肉 250 克，荸荠 50 克。将银杏叶剪碎，布包后浓煎 2 次，每次 40 分钟，去渣，合并 2 次煎液，小火浓缩药汁至约 100 毫升。猪瘦肉洗净，切成薄片，用蛋清、淀粉调成面糊备用。荸荠洗净，去外皮后切片。生姜切成细丁，葱切细碎。将植物油放入锅内烧至六成热时，将肉糊下锅炸至浮起，呈黄白色时，捞出滤油。锅留底油，加荸荠片馏炒，加银杏叶浓汁及肉片，加入姜、葱、料酒，炒出香味，再调入精盐、味精翻炒数次即可。

【功效主治】化痰息风，平抑肝阳，适用于原发性高血压，以头晕、胸闷、舌苔白腻为主症者。

3. 银杏叶鲜橙蜂蜜饮

【配料和制作】银杏叶 10 克，鲜橙 5 克，蜂蜜 15 克。银杏叶洗净，鲜橙切片加入清水烧开去残渣调入蜂蜜即可。

【功效主治】解热生津。适用于感冒、发热导致的津液受损等症状。

杏仁（苦杏仁、甜杏仁）

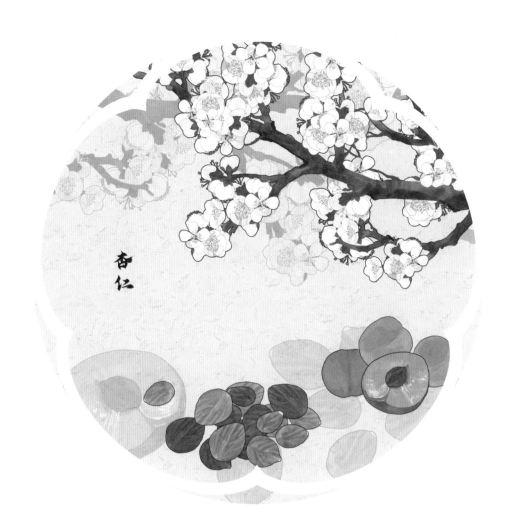

杏
仁

苦杏仁别名北杏仁、杏核仁、杏仁、木落子、杏梅仁等，为蔷薇科植物山杏（*Prunus armeniaca L.var.ansu Maxim*）、西伯利亚杏（*Prunus sibirica L.*）、东北杏 [*Prunus mandshurica*（*Maxim.*）*Koehne*] 或杏（*Prunus armeniaca L.*）的干燥成熟种子。果实成熟时采摘，除去果肉及核壳，取种子晾干。

甜杏仁别名南杏仁、甜梅等，为蔷薇科植物杏（*Prunus armeniaca L.*）或山杏（*Prunus armeniaca L.var.ansu Maxim*）的部分栽培种而其味甘甜的成熟种子。

性状　苦杏仁呈扁心形，长 1～1.9 厘米，宽 0.8～1.5 厘米，厚 0.5～0.8 厘米。表面黄棕色至深棕色，一端尖，另端钝圆，肥厚，左右不对称，尖端一侧有短线形种脐，圆端合点处向上具多数深棕色的脉纹。种皮薄，子叶 2，乳白色，富油性。气微，味苦。

甜杏仁呈扁心形，长 1.6～2.1 厘米，宽 1.2～1.6 厘米，顶端尖，基部圆，左右对称，种脊明显，种皮较苦杏仁为厚，淡黄棕色，自合点处分散出众多深棕色脉纹，断面白色，子叶接合面常见空隙。气微，味微甘。

产地　分布于中国河北、辽宁、东北、华北和甘肃等地。

药食小典故

学士健身益寿秘方：明朝翰林学士辛士逊夜宿四川青城山道院，梦见黄姑授其健身益寿秘方，即每早上食杏仁 7 枚。辛学士常年照此服食杏仁，至老年四肢轻健，心力充沛。由此可见杏仁对于人体保健的功效不容小觑，被古人认为是使人长寿的健康之品。

贾母夜食杏仁茶：《红楼梦》中贾母深谙养生之道，第五十四回这样描述，荣国府元宵开夜宴，众人在大观园玩乐至深夜。贾母说："夜长，不觉有些饿了。"凤姐儿忙回答说："有预备的鸭子肉粥。"贾母道："我吃些清淡的罢。"凤姐儿忙道："也有枣儿熬的粳米粥，预备太太们吃斋的。"贾母笑道："不是油腻腻的就是甜的。"凤姐儿又忙道："有杏仁茶。"贾母道："倒是这个还罢了。"贾母深知夜食油腻和过甜食物，都会伤害内脏，影响消化，最后选中了喝清淡去油腻的杏仁茶。杏仁的清爽口感，也是古人喜食的原因之一。

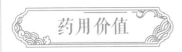

药用价值

【**四气五味**】苦杏仁：气微温，味苦，有小毒。

　　　　　　甜杏仁：气平，味甘。

【**归经**】归肺、大肠经。

【**功效**】苦杏仁：降气止咳平喘，润肠通便。

　　　　甜杏仁：药力较缓，偏于润肺止咳。

【**主治**】苦杏仁：咳嗽气喘，胸满痰多，肠燥便秘。甜杏仁：虚劳咳嗽或津伤便秘。

【**用法用量**】煎服，5～10克，宜打碎入煎，或入丸、散，生品入煎剂后下。

【**注意事项**】

（1）阴虚咳喘及大便溏泻者忌用。

（2）内服不宜过量，以免中毒，婴儿慎用。

【**药用附方**】

（1）治肺痈：治咳嗽吐脓，痰中带血。或胸膈隐痛，将成肺痈者，此方为第一。（此桔梗汤之变方也。）桔梗、杏仁、甘草（各一钱），阿胶、麦冬、百合、金银花、夏枯草、连翘（各二钱），贝母、红藤（各三钱），枳壳（钱半），水煎，食远服。火盛兼渴者，加天花粉。（《成方切用》）

（2）治心痛腹胀：治中恶。心痛腹胀。大便不通。巴豆（二枚去皮心熬），杏仁（二枚），上二味。以绵缠槌令碎。热汤二合。捻取白汁饮之。当下。老小量之。通治飞尸鬼击病。（《金匮玉函经二注》）

食用价值

　　杏仁分为甜杏仁及苦杏仁两种。中国北方产的杏仁则属于苦杏仁（又名北杏仁），带苦味，多作药用，具有润肺、平喘的功效，对于因伤风感冒引起的多痰、咳嗽、气喘等症状疗效显著；但苦杏仁一次服用不可过多，每次以不高于9克为宜。杏仁能给你钻石般坚固的指甲，每天吃两把即可。

止咳平喘：杏仁主入肺经，味苦而降。能宣发肃降肺气而止咳平喘。

减肥降脂：甜杏仁是一种健康食品，适量食用不仅可以有效控制人体内胆固醇的含量，还能显著降低心脏病和多种慢性病的发病危险。甜杏仁中所含的脂肪是健康人士所必需的，是一种对心脏有益的高不饱和脂肪。研究发现，每天吃50～100克杏仁（40～80粒杏仁），体重不会增加。甜杏仁中不仅蛋白质含量高，其中的大量纤维可以让人减少饥饿感，这就对保持体重有益。

润肠通便：杏仁入大肠经，杏仁中的大量脂肪油能提高黏膜对肠内容物的润滑作用，故有润肠通便之功效。

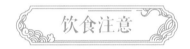

饮食注意

虽然杏仁有许多的药用、食用价值，但不可以大量食用。杏仁含有毒物质氢氰酸（100克苦杏仁分解释放氢氰酸100～250毫克。氢氰酸致死剂量为60毫克。甜杏仁的氢氰酸含量约为苦杏仁的1/3），过量服用可致中毒。所以，食用前必须先在水中浸泡多次，并加热煮沸，减少以至消除其中的有毒物质；产妇、幼儿、湿热体质的人和糖尿病患者，不宜吃杏及其制品。阴虚咳嗽及大便溏泄者忌服。不经过某种形式加热的话，杏仁是剧毒的，而要去除毒性的主要是苦味杏仁，它富含氰化物，在许多国家，出售没有经过加工去除其毒素的杏仁是非法的。杏仁不可与小米同食。杏仁不可与黄芪、黄芩、葛根等药同用。杏仁不可与栗子同食，会胃痛。杏仁、菱与猪肺同食不利于蛋白质的吸收。杏仁不可与狗肉同食：杏仁富含蛋白质，而且油腻；狗肉大热，两者同食，易损伤肠胃。杏仁不可与猪肉同食，会引起腹痛。

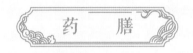

甜杏仁

杏仁茶

【配料与制作】甜杏仁 200 克，糯米 100 克，冰糖 10 克。甜杏仁用清水浸泡 10 分钟，撕去外面的果皮。糯米淘洗干净后浸泡 5 ～ 8 小时；将泡好的糯米、甜杏仁一起放入搅拌机内，加入 200 毫升左右的清水，用低速搅打，直到颜色变得奶白；将打好的杏仁茶倒在漏网，过滤好的汁留在汤锅中，加入冰糖，用小火慢慢搅拌冰糖溶化即可。

【功效主治】美容祛斑，延缓皮肤衰老。

苦杏仁

苦杏仁豆腐

【配料与制作】苦杏仁 150 克，琼脂 9 克，白糖 60 克，奶油 60 克，糖桂花、菠萝蜜、蜜橘子、冷甜汤各适量。将苦杏仁放入适量水中带水磨成杏仁浆；将锅洗净，放入冰水 150 克，加入琼脂，置火上烧至球脂溶于水中，加入白糖，拌匀，再加杏仁浆拌透后，放入奶油拌匀，烧至微滚，出锅倒入盆中，冷却后，放入冰箱中冻成块，即成。用刀将其划成棱子块，放入盆中，撒上糖桂花，放上菠萝蜜、蜜橘子，浇上冷甜汤即可食用。

【功效主治】生津止渴，润肺定喘，滑肠通便。

罗汉果

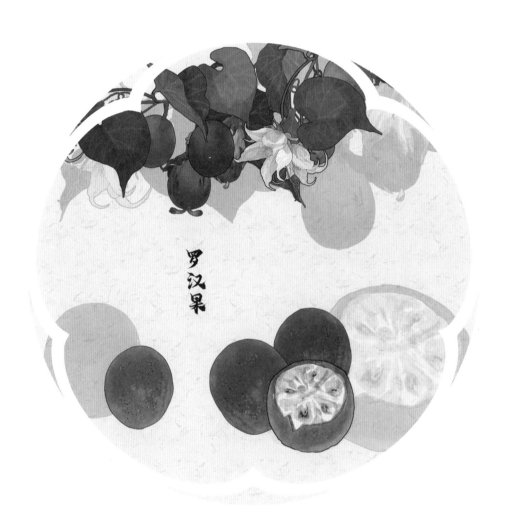

罗汉果

　　罗汉果别名拉汗果、假苦瓜、光果木鳖、金不换、罗汉表、裸龟巴等，为葫芦科植物罗汉果［*Siraitia grosuenorii（Swingle）C.Jeffreyex A. M. Lu et Z. Y. Zhang*］的干燥果实。秋季果实由嫩绿色变深绿色时采收，晾数天后，低温干燥。

　　性状　本品呈卵形、椭圆形或球形，长 4.5～8.5 厘米，直径 3.5～6 厘米。表面褐色、黄褐色或绿褐色，有深色斑块和黄色柔毛，有的具 6～11 条纵纹。顶端有花柱残痕，基部有果梗痕。体轻，质脆，果皮薄，易破。果瓤（中、内果皮）海绵状，浅棕色。种子扁圆形，多数，长约 1.5 厘米，宽约 1.2 厘米；浅红色至棕红色，两面中间微凹陷，四周有放射状沟纹，边缘有槽。气微，味甜。

　　产地　分布于中国广西壮族自治区桂林市永福县龙江乡、龙胜和百寿等地。

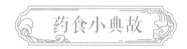

药食小典故

　　罗汉果治咳喘病：相传 300 年前，一位瑶族樵夫为治疗其母亲的风寒，上山砍柴挣钱时不慎被马蜂蜇伤，正当他陷入困境之时，无意间发现一簇青藤上长着像葫芦一样的野果，樵夫将它摘下后食用，发现其香甜可口，清凉怡人，便摘了好些野果带回家给母亲当水果吃。其母吃了这种野果后，第一天便觉得清凉润喉神清气爽；第二天觉得咳喘有所减轻。连续吃了一个多月后，母亲的咳喘病竟不治而愈，不费半点银两。母子很是欣喜，便摘了许多这种野果晒干，给村中的咳喘患者煎水饮用。此野果正是罗汉果。由此可见其清热润肺的功效奇佳。

药用价值

　　【**四气五味**】气凉，味甘。

　　【**归经**】归肺、大肠经。

　　【**功效**】清热润肺，利咽开音，滑肠通便。

　　【**主治**】肺热燥咳，咽痛失音，肠燥便秘。

　　【**用法用量**】煎服，9～15 克；或研末；或与猪脑蒸。

【**注意事项**】脾胃虚寒者忌服。

【**药用附方**】

（1）治肺热型上呼吸道感染：罗汉果、百部、白前、桑白皮、枇杷叶、桔梗等。清肺润燥，化痰止咳。主治肺热型急、慢性气管炎、支气管炎、咽喉炎。症见干咳少痰，咯吐不爽，咽喉干痛。冲剂，每包15克。1次1包，1日3次，开水冲服。（《中医辞典》）

（2）治咽喉肿痛：西瓜霜、罗汉果、青黛、广豆根、冰片等。清热解毒，消炎止痛。用于口腔炎、口唇溃疡、咽喉肿痛、急慢性咽喉炎或扁桃体炎、牙龈肿痛或出血、小儿鹅口疮、轻度烫伤等。散剂：每盒12支，每次适量喷敷患处，1日数次；重症兼内服，1日3次，1次1～2支。（《中医辞典》）

食用价值

化痰止咳： 罗汉果味甘，性凉，归肺、大肠经。具有清热润肺的功效，适用于肺热燥咳之证。罗汉果中的罗汉果甜苷具有祛痰止咳作用。

清热利咽： 在日常生活中经常使用罗汉果来泡水喝，可以起到一定清热去火的作用，而且还具有一定的止咳润喉、利咽开音的作用。

降脂减肥： 罗汉果有降血脂及减肥作用，可辅助治疗高脂血症，改善肥胖者的形象，是爱美女性的必选水果。罗汉果可以做成罗汉果茶、罗汉糖果饮、罗汉果红枣茶、罗汉果鱼腥草、罗汉果益母草汤、罗汉果粳米粥、罗汉雪梨饮、罗汉无花果茶、罗汉夏枯茶、罗汉五梅茶、罗汉果薄荷茶，还可作为调味品用于炖品、清汤及制糕点、糖果、饼干。除干果出口外，制品尚有冲剂、糖浆、果精、止咳露和浓缩果露等。

饮食注意

罗汉果太甜，容易伤脾胃。罗汉果如用太阳晒干的可以代茶饮，但不能长期代茶。如果是烘干的饮多了会上火，风热咳嗽最好少饮或配其他清热清凉材料饮用。梦遗、夜尿者忌服。短期内饮用无妨，长期饮用会导致胃肠功能的下降，引起连锁的病理反应。对于少数寒凉体质的人在使用罗汉果时放入一二片姜片一起泡煮即可中和罗汉果的寒性。但对于体质极其敏感、寒凉的人来说，则不建议饮用罗汉果水。建议先找中医或者营养师，通过饮食的方法，把体质调整好。

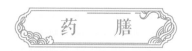

药　膳

1. 罗汉果烧兔肉

【配料和制作】兔肉 300 克，莴笋 100 克，罗汉果 30 克。黄酒、姜、大葱、酱油各 10 克，盐 4 克，味精 3 克，植物油 50 克。将罗汉果洗净，打破；兔肉洗净，切成 3 厘米见方的块；莴苣去皮，切成 3 厘米见方的块；姜切片，葱切段。将炒锅置火上烧热，加入素油，烧至六成热时，下入姜、葱爆香；再下入兔肉、罗汉果、莴苣、料酒、酱油、白糖、盐、味精、鲜汤，烧熟即成。

【功效主治】润肺，止咳，美容。适用于肺热干咳，肌肤不润，面色无华等症。

2. 罗汉果玉米汤

【配料和制作】瘦肉 200 克，罗汉果 1 个，玉米 2 根，青萝卜 1 根，胡萝卜 2 根，陈皮 1 块，蜜枣 4 颗，水适量。瘦肉洗净切块，放进沸水煮 2 分钟。玉米去掉外皮和须，切成段备用；陈皮洗净浸透；罗汉果切开，萝卜削皮切块。锅里下 3 升水，大火煮开后将所有食材一起放入锅中；再次烧开后，转小火煲约 1.5 小时即成。

【功效主治】增加唾液分泌，滋润喉咙，对咳嗽有舒缓作用。适用于咳嗽、咽干等症。

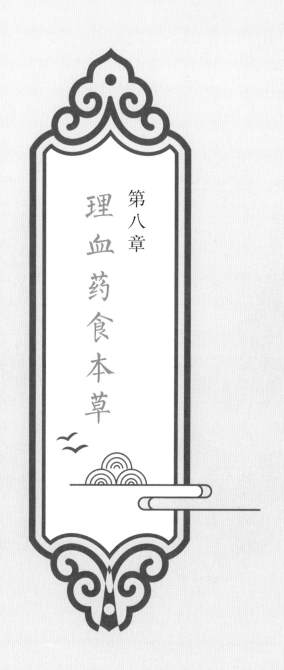

第八章

理血药食本草

药
食
本
草

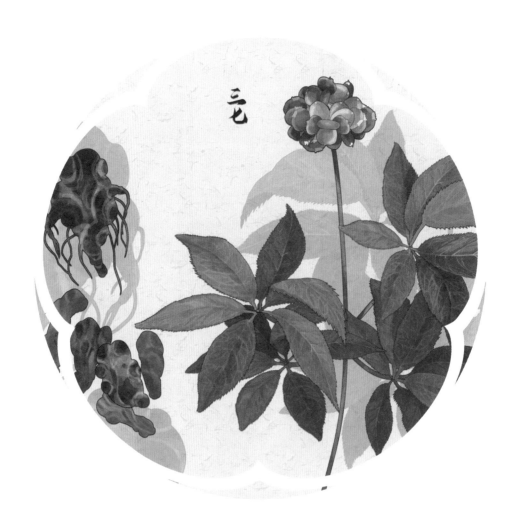

三七

三七别名山漆、田七、金不换、铜皮铁骨等，为五加科植物三七［*Panax notoginseng*（*Burk.*）*F. H. Chen*］的干燥根和根茎。秋季花开前采挖，洗净，分开主根、支根及根茎，干燥。

性状 主根呈类圆锥形或圆柱形，长 1～6 厘米，直径 1～4 厘米。表面灰褐色或灰黄色，有断续的纵皱纹和支根痕。顶端有茎痕，周围有瘤状突起。体重，质坚实，断面灰绿色、黄绿色或灰白色，木部微呈放射状排列。气微，味苦回甜。筋条呈圆柱形或圆锥形，长 2～6 厘米，上端直径约 0.8 厘米，下端直径约 0.3 厘米。剪口呈不规则的皱缩块状或条状，表面有数个明显的茎痕及环纹，断面中心灰绿色或白色，边缘深绿色或灰色。

产地 分布于中国云南、广西、江西、四川等地。

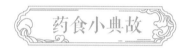

药食小典故

苗族人用三七： 苗语中把"三七"叫做"猜（chei）"，和山上的一种树"山漆"有同样的叫法。为什么把"三七"叫做"猜"呢？不少年逾古稀的苗族老年人回忆说："我们的老祖先早就知道山漆是粘的，用来漆东西，还说也可以做药。后来在山里发现一种草，能医刀伤、创伤出血，放上去就像山漆的漆一样，粘住伤口就好了。"因此，就把它们叫成同名的"猜"。可见三七对伤口止血功效就如漆粘住伤口，非同一般。

药用价值

【**四气五味**】气温，味甘、微苦。

【**归经**】归肝、胃经。

【**功效**】散瘀止血，消肿定痛。

【**主治**】咯血，吐血，衄血，便血，崩漏，外伤出血，胸腹刺痛，跌扑肿痛。

【**用法用量**】煎服，3～9 克；研粉吞服，一次 1～3 克。外用适量。

【注意事项】

（1）孕妇慎用。

（2）能损新血，无瘀者勿用。

（3）血虚吐衄，血热妄行者禁用。

【药用附方】

（1）治阴虚咳嗽：滋阴降火、消痰祛瘀、止咳定喘、保肺平肝、消风热、杀尸虫、此阴虚发咳之圣药也。天冬（去心、蒸），麦冬（去心、蒸），生地（酒洗），熟地（九蒸，晒），山药（乳蒸），百部（蒸），沙参（蒸），川贝母（去心，蒸），真阿胶（各一两），茯苓（乳蒸），獭肝、广三七（各五钱），用白菊花（去蒂，二两），桑叶（经霜者，二两）熬膏，将阿胶化入膏内和药，稍加炼蜜为丸，如弹子大。每服一丸，嚼化，日三服。此药用鲜藕汁半茶杯同化服，治虚劳吐血如神。已屡试之矣。(《医学心悟杂症要义》)

（2）止血：方用人参（二钱），当归（一两），地榆（三钱），生地（五钱），三七根末（三钱），水煎服。(《石室秘录》)

食用价值

补虚强壮： 本品能补虚强壮，民间常与猪肉炖服，治疗虚损劳伤。

养血止血： 三七叶总皂苷具有体内造血和免疫调节活性，可以改善再生障碍性贫血骨髓衰竭，血小板减少和异常免疫。

饮食注意

孕妇尽量不要使用任何三七产品，但产后食用三七是极好的选择，可以补虚强壮，还能化瘀生新。三七粉每人每天食用不超过 10 克，一次不超过 5 克，外用可止血。注意三七粉生吃和熟吃功效侧重不同，生吃侧重化淤血，熟吃还具有补血的作用，正确服用三七药膳，才能起到防病治病的目的。

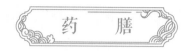 药 膳

1. 雪莲三七炖母鸡

【配料和制作】雪莲花 10 朵，三七 10 克捣碎，装于纱包中，扎紧袋口。黑母鸡宰净切块，共放于锅中，加水 600 毫升，武火烧沸，撇去浮沫，加入姜片和黄酒，转用文火炖至熟烂。捡出纱包，下阿胶和精盐、鸡精，调匀后淋入香油。分 2 次趁热食鸡肉饮汤。

【功效主治】益气补虚，活血化瘀。适用于由风湿引起的关节疼痛。

2. 三七田鸡汤

【配料和制作】田鸡 2 只，三七、大枣各 15 克。将田鸡肉、三七、大枣放入锅中，加清水适量，炖汤内服。

【功效主治】活血化瘀，养阴生津。适用于腰椎间盘突出症术后发热、食欲不振者。

3. 三七藕蛋羹

【配料和制作】鲜藕汁加水适量煮沸，将三七粉 5 克与生鸡蛋调匀，余沸汤中，再加适量盐及植物油，即成。

【功效主治】凉血化瘀止血，泄热和胃。适用于血瘀、胃热者。

4. 百合三七炖兔肉

【配料和制作】百合 20 克，三七 15 克，兔肉 300 克。将百合洗净，三七切成细片。将兔肉洗净、切块。三者一同放入砂锅内，加水适量，先用大火烧开，小火炖至熟，加入味精、精盐、生姜、葱各适量即成。

【功效主治】清热润肺，滋阴安神，消肿止痛，凉血解毒，补中益气。适用于冠心病等。

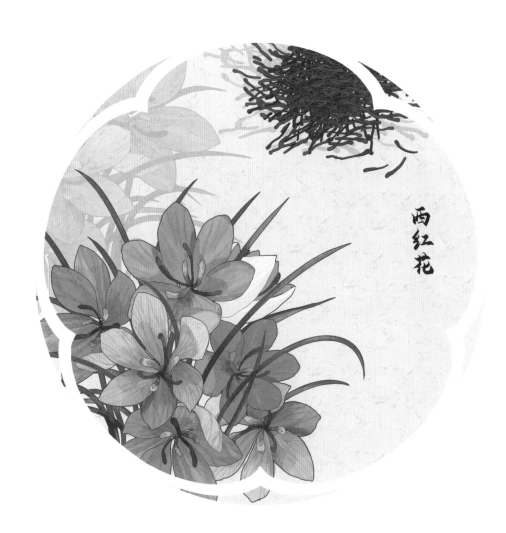

西红花

西红花别名藏红花，为鸢尾科植物番红花（*Crocus sativus L.*）的干燥柱头，一种贵细中药，西红花染色体为三倍体，只开花不结种子，只能依靠球茎无性繁殖，产量稀缺。

性状 本品呈线形，三分枝，长约 3 厘米。暗红色，上部较宽而略扁平，顶端边缘显不整齐的齿状，内侧有一短裂隙，下端有时残留一小段黄色花柱。体轻，质松软，无油润光泽，干燥后质脆易断。气特异，微有刺激性，味微苦。

产地 分布于中国浙江、上海、西藏等地。

药食小典故

西域传说： 阿拉伯人称西红花的味道为"来自天堂的味道"；印度妇女则认为西红花是"让女人美丽的花"。这些盛赞之词都体现出西红花特殊的色泽、口感和其珍贵性。在希腊神话传说中，一位名叫克罗克斯的英俊少年爱上了漂亮的精灵，但精灵厌倦了少年的痴缠，结果不堪其扰的精灵将其变成了西红花。

药用价值

【**四气五味**】气平，味甘。

【**归经**】归心、肝经。

【**功效**】活血化瘀，凉血解毒，解郁安神。

【**主治**】经闭症瘕，产后瘀阻，温毒发斑，忧郁痞闷，惊悸发狂。

【**用法用量**】煎服，1～3 克。

【**注意事项**】孕妇慎服。

【**药用附方**】

（1）治崩漏：妇人迈年骤然血海大崩不止，名曰倒经。陈阿胶一两（米粉拌炒成珠），全当归（一两），西红花（八钱），冬瓜子（五钱）。天泉水煎服。崩止尤发热，再以六安茶叶（三钱），煎服。(《溪秘传简验方》)

（2）治伤风时疫：羚羊角（三钱，先煎），犀角尖（二钱，磨冲），北杏仁（五钱），生石膏（二两，研细），肥知母（六钱），鲜钡斛（四钱），金银花（四钱），生桑皮（五钱），人中白（四钱），天花粉（五钱），西红花（二钱）。先用活水芦笋（四两）、鲜茅根（三两），煎汤代水，煎成，加竹沥一杯，冲服。(《全国名医验案类编》)

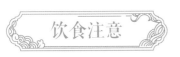

减肥降脂：西红花苷可降低氧化应激和血脂紊乱，可预防或治疗糖尿病诱导的心血管疾病，对糖尿病和饮食诱导的高脂血症，其可有效降低血清总胆固醇和三酰甘油，达到瘦身减肥的目的。

活血化瘀：西红花中的西红花苷可有效抑制细胞凋亡和血小板聚集，可以起到预防心肌梗死或脑血栓的作用，保护心脑血管健康。

美容养颜：西红花可以起到很好的养血活血效果。若坚持服用，可以有效地促进改善精神状态，还可以缓解皮肤生斑等肌肤问题，使女性身体各方面调整至最佳，以达到美容养颜的目的。

饮食注意

西红花活血通经，故孕妇慎服，溃疡病、出血性疾病慎用。

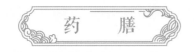

药　膳

1. 西红花佛手饮

【配料和制作】西红花 0.5 克，佛手 9 克，大枣 3 枚，放杯中，冲入沸水，盖好焖 10 分钟后饮用，每日 1 料，代茶时时饮用。

【功效主治】疏肝理气，养血补虚，适用于乳腺增生，月经前感到乳房胀痛等症。

2. 西红花牛肉面

【配料和制作】西红花 25 克，熟牛肉 300 克，水发海参 100 克，肉汤及油、盐、葱、蒜等适量，面条 300 克。牛肉切条、蒸熟，加入西红花、各种调料。油烧热时加入海参煸炒，加入肉汤炖片刻。面条煮熟，肉汤、牛肉倒在面条上即成。

【功效主治】活血祛瘀，健脾润燥，补气养血，适用于治疗气血亏虚，瘀血，消渴羸瘦等。

3. 双花粥

【配料和制作】西红花 2 克，月季花 30 克，粳米适量。西红花、月季花研细末，密闭储存。每次粳米煮粥后加入花末 1 食勺，日两次，连服 1 周为 1 疗程。

【功效主治】活血祛瘀，适用于闭经、痛经等症。

4. 大蒜红花粥

【配料和制作】大蒜 30 克，西红花 10 克，粳米 150 克，共同放入锅内，武火烧开，小火煮至米烂。

【功效主治】活血祛痰，适用于预防高血脂、脑梗死，改善头晕等症。

益母草

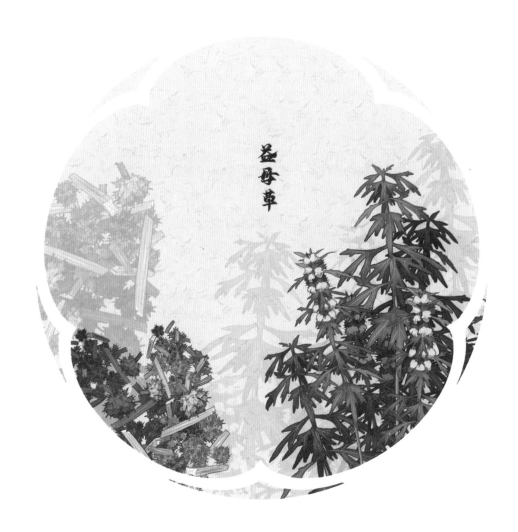

益母草

益母草别名坤草、九重楼、云母草等，为唇形科植物益母草（*Leonurus japonicus Houtt*）的新鲜或干燥地上部分。鲜品春季幼苗至初夏花期前采割；干品夏季茎叶茂盛、花未开或初开时采割，晒干，或切段晒干。

性状 鲜益母草幼苗期无茎，基生叶圆心形，5～9浅裂，每裂片有2～3钝齿。花前期茎呈方柱形，上部多分枝，四面凹下成纵沟，长30～60厘米，直径0.2～0.5厘米；表面青绿色；质鲜嫩，断面中部有髓。叶交互对生，有柄；叶片青绿色，质鲜嫩，揉之有汁；下部茎生叶掌状3裂，上部叶羽状深裂或浅裂成3片，裂片全缘或具少数锯齿。气微，味微苦。

干益母草茎表面灰绿色或黄绿色；体轻，质韧，断面中部有髓。叶片灰绿色，多皱缩、破碎，易脱落。轮伞花序腋生，小花淡紫色，花萼筒状，花冠二唇形。切段者长约2厘米。

产地 广泛分布于中国南北各地。

药食小典故

益母草的传说：相传，在大固山脚下，住着一个叫秀娘的女子，心地善良。在她婚后不久，便怀孕了。一天，在家纺棉的绣娘，看到受伤的黄麂跑过来，仰头对她不断哀叫，十分可怜。远处的猎人正追赶而来，她便将黄麂藏于凳下，猎人追来询问，她指向东方，猎人便向东追去，让黄麂向西逃去。秀娘临盆时不幸难产，接生婆束手无策，催生药也无效，一家人更是急得团团转，呜呜直哭。正在这时，门口传来黄麂的叫声。秀娘睁眼一看，是自己救过的黄麂。只见黄麂用嘴叼着一根香草，慢慢走到秀娘床前，仰头对秀娘叫，双眼含泪，显得十分亲切。秀娘知其来意，便叫丈夫从黄麂嘴里接过香草，黄麂点点头而去。秀娘服下香草煎的汤药，疼痛渐止，浑身轻松，没多时，婴儿呱呱坠地，全家高兴。秀娘知道草的用处，在家前家后种了许多，专门给产妇生孩子时服用，并起名叫"益母草"。

药用价值

【四气五味】气微寒，味苦、辛。

【归经】归肝、心包、膀胱经。

【功效】活血调经、利尿消肿、清热解毒。

【主治】月经不调，痛经经闭，恶露不尽，水肿少尿，疮疡肿毒。

【用法用量】煎服，9～30克；鲜品12～40克。

【注意事项】孕妇慎服。

【药用附方】

（1）治妇人伤中，血不止，兼赤白带下：地黄益母汤方：生地黄汁、益母草汁（各半碗）。上二味，各取半盏，同煎至七分，日三五服。（《圣济总录》）

（2）治紫癜风方：益母草（三斤锉）、桑枝（十斤锉）。上件药。以水五斗。慢火煮至五升。滤去滓。入小铛内。熬为膏。每夜卧时。用温酒调服半合。（《太平圣惠方》）

食用价值

养血调经：益母草对于子宫的修复有着强大的作用，可以改善月经不调，辅助月经瘀血等状况。如果是产后的女性，子宫内的胎盘容易会有残留，复位不全，服用益母草能有活血调经的作用。

美容养颜：据测定，每100克益母草嫩茎叶中含蛋白质5.8克，脂肪1.1克，粗纤维2.5克，胡萝卜素18毫克，维生素C的含量为28.5毫克，B族维生素10.25毫克，维生素B20.16毫克，故食用益母草，益母草有美容养颜，防止皮肤衰老的功能，由于益母草的味道甘甜而且效果显著，深受女性的欢迎。

饮食注意

益母草易伤脾胃，不宜长期服用。特别是消化不好、经常拉肚子等脾胃虚弱的人不宜服用。不宜与糖同煮；与糖精、红糖同食会中毒；与鹅肉同食损伤脾胃；与兔肉、柿子同食导致腹泻；同时不宜与甲鱼、鲤鱼、豆浆、茶同食。

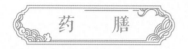
药　膳

1. 益母草煲鸡蛋

【配料和制作】益母草 30 ～ 60 克，鸡蛋 2 枚，加水同煮，鸡蛋熟后去壳取蛋再煮片刻，吃蛋饮汤。

【功效主治】活血祛瘀，调经止痛，适用于气血淤滞之痛经、月经不调、产后恶露不止、功能性子宫出血等。

2. 益母草汁粥

【配料与制作】粳米煮粥，粥熟后加入鲜益母草汁 9 克，鲜生地黄汁 30 克，鲜藕汁 30 克，生姜汁 3 克，蜂蜜适量，即可。

【功效主治】活血调经，适用于女性月经不调，功能性子宫出血，产后恶露不止，瘀血腹痛等。

3. 益母草红枣瘦肉汤

【配料与制作】瘦肉 200 克洗净，切块，红枣 6 枚去壳，洗净。益母草 75 克用水洗净。将益母草、红枣、瘦肉块放入砂锅内煮沸后，再改用小火煮熟，下入调料即可。

【功效主治】调经止痛、活血祛瘀，适用于经期腹部疼痛等。

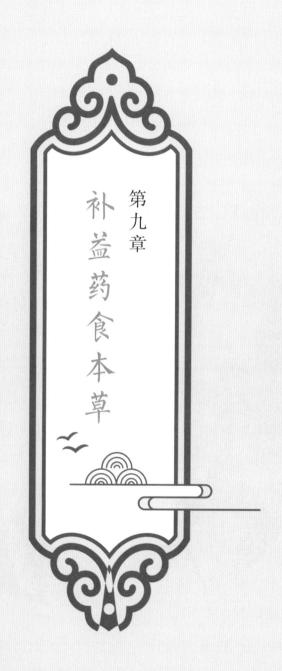

第九章

补益药食本草

党　参

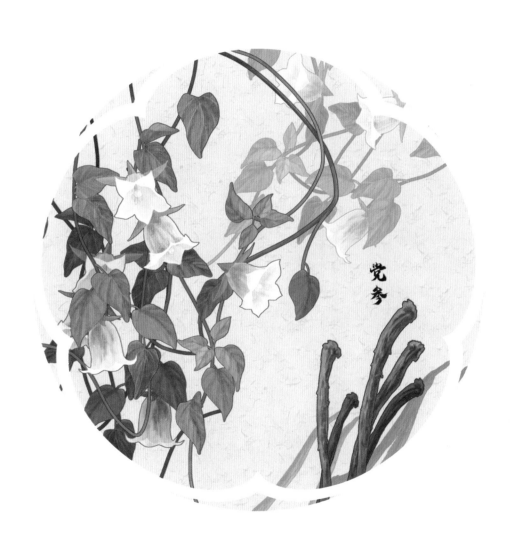

党参

药食本草

172

党参别名西党参、防党参、上党参、潞党参等，为桔梗科植物党参 [*Codonopsis pilosula*（*Franch.*）*Nannf*]、素花党参 [*Codonopsis pilosula Nannf.var.modesta*（*Nannf.*）*L.T. Shen*] 或川党参（*Codonopsis tangshen Oliv*）的干燥根。秋季采挖，洗净，晒干。

性状 党参呈长圆柱形，稍弯曲，长 10～35 厘米，直径 0.4～2 厘米。表面灰黄色、黄棕色至灰棕色，根头部有多数疣状突起的茎痕及芽，每个茎痕的顶端呈凹下的圆点状；根头下有致密的环状横纹，向下渐稀疏，有的达全长的一半，栽培品环状横纹少或无；全体有纵皱纹和散在的横长皮孔样突起，支根断落处常有黑褐色胶状物。质稍柔软或稍硬而略带韧性，断面稍平坦，有裂隙或放射状纹理，皮部淡棕黄色至黄棕色，木部淡黄色至黄色。有特殊香气，味微甜。

产地 分布于中国西藏东南部、四川西部、云南西北部、甘肃东部、陕西南部、宁夏、青海东部、河南、山西、河北、内蒙古及东北等地。

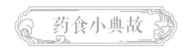
药食小典故

党参人参"碰瓷事件"： 传说古时上党郡有户人家，每晚都隐约听到人的呼叫声，但每次出门看望，却始终不见其人。在一个深夜，主人随声寻觅，终于在离家一里多远的地方，发现一株不平常的形体和人一样的植物，因出在上党郡，所以叫"党参"，又名：上党人参、防风党参、黄参、防党参、上党参、狮头参、中灵草。党参曾经被当作"人参"用并非是故意碰瓷，古代人参的主产于山西上党，便依地名称之为"上党人参"，简称"党参"。在上党地区也一直流传着一首民谣："药老儿似神仙，荒山野岭遍地串，寻得药材钱几何，几何粉身命归仙。"当时的药农采挖党参是很热情的。关于上党人参，在各朝代的文献中均有记载。春秋晚期的《范子计然》书载"人参出上党，状类人者善"，西汉记载人参产于上党，到唐代《禹贡》也有"上党郡贡人参二百小两"的记载。到了宋朝，为达官贵人称道的"紫团参"已经可以明确是桔梗科上党党参，不过由于特殊历史背景，后来很长时间都依旧存在党参与人参混称、混用的情况。直到清代吴仪洛在《本草从新》中才以新增品种，把形似防风、根有狮子盘头的桔梗科草药一类独立出来作为新的药材品种处理定名为"党参"，这里所说的党参和如今的党参才是同一物。

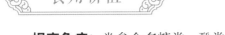

药用价值

【四气五味】气平，味甘。

【归经】归脾，肺经。

【功效】健脾益肺，养血生津。

【主治】脾肺气虚，食少倦怠，咳嗽虚喘，气血不足，面色萎黄，心悸气短，津伤口渴，内热消渴。

【用法用量】煎服，9～30克。亦可煎膏滋，入粥、饭、菜肴。

【注意事项】不宜与藜芦同用。

【药用附方】

（1）治脾泻方：上党参（四钱，去芦），焦于白术（二钱），云苓块（二钱），炒白扁豆（二钱），炒薏苡仁（三钱），炒谷芽（三钱），炒甘草（六分），砂仁（五分），陈皮（八分）加建莲肉（七个，去心炒），水煎服。（《傅氏杂方》）

（2）治咳嗽之虚者：西党参（三钱），熟地、生地（各四钱），天冬、麦冬（去心各三钱）。（《医方简义》）

食用价值

提高免疫：党参含多糖类、酚类、甾醇、挥发油、维生素 B_1、维生素 B_2，多种人体必须的氨基酸、黄芩素葡萄糖苷、皂苷及微量生物碱、微量元素等。可以增强人体免疫力。

补气养血：党参补气兼能养血，所以气血两虚，气短心悸，疲倦乏力，面色苍白，头昏眼花也宜服用党参。

健脾养胃：党参有调节胃肠运动，抗溃疡，抑制胃酸分泌，降低胃蛋白酶活性等作用，所以有消化道疾病的患者也可以适当服用党参。

饮食注意

党参最适合气虚脾湿型的人，而身体十分干瘦结实的人则不宜。普通人春天不宜吃党参，党参是固表的，以免闭门留寇。属阴虚、湿热、热毒炽盛者，用党参需注意配伍。

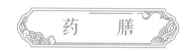

药　膳

1. 生脉大枣茶

【配料与制作】党参 25 克，麦冬 10 克，北五味子 6 克，大枣 50 克。将大枣洗净，与党参、麦冬、五味子同放砂锅中，加水 1000 毫升，煎煮取汁 800 毫升，加入冰糖适量，搅匀溶化即可。每日 1 剂，加水煎 2 次，合并煎汁，分多次饮用，大枣一并嚼食。

【功效主治】益气养阴、健脾开胃，适用于调治虚劳气阴不足、精神不振、气短懒言、神疲乏力、久咳少痰、口咽干燥。

2. 参山薏米粥

【配料与制作】党参、怀山药、莲子各 15 克，薏苡仁、糯米各 30 克，大枣 5 枚。将各物同放锅中，加水浸 1 小时，连同淘洗过的糯米煮成稀粥食用。

【功效主治】健脾养心、益肾补虚，适宜调治脾肾两虚、心脾不足、久泻不愈、眩晕、心悸、失眠、盗汗、腰痛、小便白浊、带下、崩漏、月经量多。

3. 十全大补羹

【配料与制作】党参、炙黄芪、炒白术、酒白芍、茯苓各 10 克，肉桂 3 克，熟地黄 15 克，川芎、炙甘草各 6 克，当归 15 克，墨鱼 50 克，猪肉 500 克，猪肚 50 克，生姜 30 克，猪杂骨、葱、料酒、食盐、花椒适量。将以上中药装入洁净的纱布袋内，扎口备用；将猪肉、墨鱼、猪肚洗净；猪杂骨洗净后捶破；生姜拍破后与中药袋一起放入锅中，加水适量，放入花椒、葱、料酒、食盐，大火煮沸后改用小火煨炖，待猪肉熟烂时，捞起切条，再放入汤中，捞出药袋不用，食肉喝汤。

【功效主治】双补气血，适宜调治气血俱虚或久病虚弱、面色萎黄、精神倦怠、腰膝乏力等。

4. 党参当归炖母鸡

【配料与制作】党参片 30 克，当归片 15 克，母鸡 1 只（重量 1 000 克为宜），姜丝、葱段、米酒、食盐、味精、胡椒各适量。党参、当归洗净；母鸡宰杀后去毛及内脏，洗干净，将党参和当归纳入鸡腹，同时加入葱、姜、米酒、食盐，共置一瓦煲中，用文火炖至鸡肉烂熟，加入味精和胡椒调匀食用。

【功效主治】具有补虚、益气、养血之功效。适用于久病体衰、贫血、食欲不振者。健康人食之，能保健强身。

黄 芪

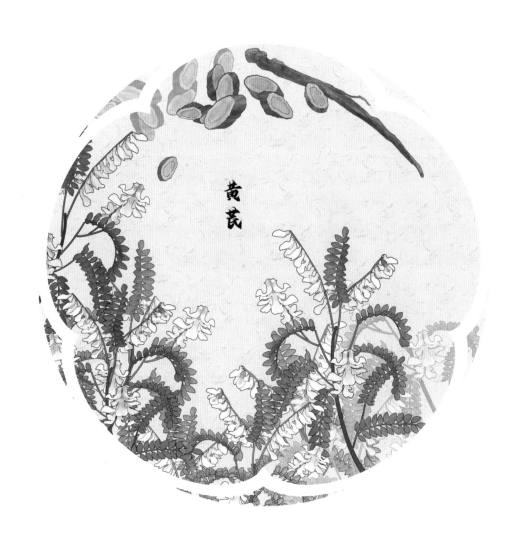

黄芪

黄芪别名北芪、北蓍、黄耆、黄蓍等，为豆科植物蒙古黄芪［*Astragalus membranaceus*（*Fisch.*）*Bge. var. mongholicus*（*Bge.*）*Hsiao*］或膜荚黄芪［*Astragalus membranaceus*（*Fisch.*）*Bge*］的干燥根。春、秋二季采挖，除去须根及根头，晒干。

性状 本品呈圆柱形，有的有分枝，上端较粗，长 30～90 厘米，直径 1～3.5 厘米。表面淡棕黄色或淡棕褐色，有不整齐的纵皱纹或纵沟。质硬而韧，不易折断，断面纤维性强，并显粉性，皮部黄白色，木部淡黄色，有放射状纹理和裂隙，老根中心偶呈枯朽状，黑褐色或呈空洞。气微，味微甜，嚼之微有豆腥味。

产地 分布于中国东北至西南部等地。

药食小典故

黄芪汤熏蒸治中风：《旧唐书·方技传》记载，许胤宗在南陈新蔡王手下做官时，柳太后突然患中风说不出话来，请遍名医治疗都没有效果。柳太后因为口噤不能服药，眼见病情一天比一天加重，众医束手无策，新蔡王更是心急如焚。而精通医药的许胤宗不但不着急，反而提出用热汤气熏蒸法为太后治病。其用黄芪、防风两味中药煮汤数十斛，放到柳太后的床下，药汁弥漫，药雾缭绕，柳太后当天晚上就能说话了。经过一段时间的调治，柳太后康复如初。柳太后猝患中风，是由于年老体弱、气血失调所致。而黄芪性温，善补气升阳、固表行滞；防风性微温，善散风胜湿止痛。黄芪得防风相助，其功效愈大，两者相伍，既能补气固表而健体，又能散风行滞而调气血，恰中病机。再加上热蒸气既能温通经络，促进气血运行，又能润肌肤、开毛窍，促进药物成分的吸收，故能在较短时间内收效。许胤宗由于治好了柳太后的中风而出了名，还因此被晋升为义兴太守。

药用价值

【四气五味】气微温，味甘。

【归经】归肺、脾经。

【功效】补气升阳，固表止汗，利水消肿，生津养血，行滞通痹，托毒排脓，敛疮生肌。

【主治】气虚乏力，食少便溏，中气下陷，久泻脱肛，便血崩漏，表虚自汗，气虚水肿，内热消渴，血虚萎黄，半身不遂，痹痛麻木，痈疽难溃，久溃不敛。

【用法用量】煎服，9～30克。

【注意事项】骨蒸、痨热与中满者忌用。

【药用附方】

（1）治自汗 玉屏风散：黄芪（六两），甘草（一两）上各用蜜炙十数次，出火毒，每服一两，水煎服。(《济阳纲目》)

（2）补中益气汤：人参（去芦）、炙甘草（各一钱），黄芪（一钱五分，炙），升麻（三分），白术（炒）、当归、陈皮、柴胡（各五分），困乏劳倦，伤其中气者，此方主之。(《医方考》)

食用价值

补气养血：黄芪是百姓经常食用的纯天然品，民间流传着"常喝黄芪汤，防病保健康"的顺口溜，经常用黄芪煎汤或泡水代茶饮，可以达到该作用。蜜炙黄芪有补气、养血、益中功效，适用于内伤劳倦、脾虚泄泻、气虚、血虚、气衰等症。

提高免疫：黄芪中的黄芪多糖能够促进机体免疫细胞的增殖、分化，并能促进分泌、产生各种免疫细胞因子，是增强免疫力的理想食材。

饮食注意

从季节来说，普通人不宜吃黄芪。因为黄芪是固表的，它帮助身体关闭大门，不让外邪入侵。可是当身体已经感受外邪的时候，就会变成闭门留寇，把病邪关在体内，无从宣泄了，同理，春天是生发的季节，人体需要宣发，吃黄芪就不太适宜了。感冒或月经期间不宜服用黄芪。阴虚患者忌用，因为黄芪性甘，微温，阴虚患者服用会助热，易伤阴动血，加重病情。

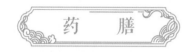

1. 黄芪红枣茶

【配料与制作】黄芪 3 ～ 5 片，红枣 3 粒。红枣用温水泡发洗净后，去核（不去核会有些燥热，如果体质比较寒的也可以不去核）。黄芪和红枣用清水浸泡 20 ～ 30 分钟（正常煎中药都需要把药材泡 20 ～ 30 分钟，以便于药性的析出）。点火，煮沸了以后转小火煮 20 分钟以上（不宜用电磁炉，宜用明火）。

【功效主治】益气养血。适用于气虚、血虚之人食用。

2. 黄芪陈皮粥

【配料与制作】黄芪 50 克，陈皮 3 克，粳米 100 克，红糖少许。陈皮碾粉待用，将黄芪加水适量煎取浓汁，去渣后加入粳米、红糖煎煮成粥，再加入陈皮粉煮沸片刻即可（早晚 2 次分服，一日服完，可经常服用）。

【功效主治】此粥有健脾养胃、补益元气之功效。常服可令人延年益寿，并能治疗食少便溏、气短乏力、胃下垂、脱肛、子宫下垂等症。

3. 黄芪枸杞乳鸽

【配料与制作】黄芪、枸杞子各 30 克，乳鸽 1 只，料酒、精盐、味精、姜片、鸡清汤、鸡油各适量。将乳鸽宰杀，去毛、内脏、斩脚爪、洗净，放入沸水中氽一会儿，捞出洗净斩块放炖盅内。黄芪、枸杞分别洗净，放入炖盅内。将料酒、盐、味精、姜片、鸡清汤同放炖盅内，上笼蒸到肉熟烂，取出笼，拣出姜、黄芪，淋上鸡油即成。

【功效主治】具有补气壮阳、固表止汗、解毒祛风之功用。适于中气虚弱、体倦乏力，表虚自汗及痈疽疮溃久不愈合之人食用。

枸杞子

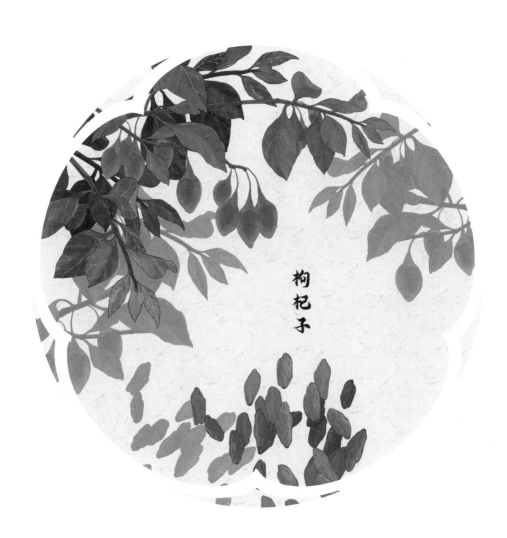

枸杞子

枸杞子别名甜菜子、红耳坠、地骨子等，为茄科植物宁夏枸杞（*Lycium barbarum L.*）的干燥成熟果实。夏、秋二季果实呈红色时采收，热风烘干，除去果梗。或晾至皮敏后，晒干，除去果梗。

性状　本品呈类纺锤形或椭圆形，长 6 ～ 20 毫米，直径 3 ～ 10 毫米。表面红色或暗红色，顶端有小突起状的花柱痕，基部有白色的果梗痕。果皮柔韧，皱缩；果肉肉质，柔润。种子 20 ～ 50 粒，类肾形，扁而翘，长 1.5 ～ 1.9 毫米，宽 1 ～ 1.7 毫米，表面浅黄色或棕黄色。气微，味甜。

产地　分布于中国华北、西北等地。

药食小典故

常食枸杞子祛病延年： 民间传说，有一书生体弱多病，到终南山寻仙求道，在山中转了好几天，也没有见到神仙踪影。正烦恼间，忽见一年轻女子正在痛骂责打一年迈妇人，赶忙上前劝阻，并指责那年轻女子违背尊老之道。那女子听了，呵呵笑道："你当她是我什么人？她是我的小儿媳妇。"书生不信，转问那老妇，老妇答道："千真万确，她是我的婆婆，今年 92 岁了，我是她第七个儿子的媳妇，今年快五十了。"书生看来看去，怎么也不像，遂追问缘由。那婆婆说："我是一年四季以枸杞子为生，春吃苗、夏吃花、秋吃果、冬吃根，越活越健旺，头发也黑了，脸也光润了，看上去如三四十岁。我那几个儿媳妇照我说的常常吃枸杞子，也都祛病延年。只有这个小儿媳妇好吃懒做，不光不吃枸杞子，连素菜也不大吃，成天鸡鸭鱼肉，吃出这一身毛病。"书生听了这番言语，回到家里，多买枸杞子服食，天长日久，百病消除，活到八十多岁。这虽然是神话传说的故事，但枸杞子的功效却是古今公认的。

药用价值

【**四气五味**】气平，味甘。

【**归经**】归肝、肾经。

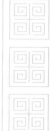

【功效】滋补肝肾，益精明目。

【主治】虚劳精亏，腰膝酸痛，眩晕耳鸣，阳痿遗精，内热消渴，血虚萎黄，目昏不明。

【用法用量】煎服，6～12克。

【注意事项】外感实热、脾虚泄泻者慎服。

【药用附方】

（1）治虚劳梦泄：新韭子（三两十月霜后采者酒浸一宿曝干微炒），地肤子（一两半），柏子仁（二两），枸杞子（一两微炒）。上件药。捣罗为末。以煮枣肉和捣百余杵。丸如梧桐子大。每服。空心及晚食前。以粥饮下三十九。（《太平圣惠方》）

（2）产后风虚劳损，四肢疼痛，心神虚烦，不饮食，枸杞子丸：枸杞子、牛膝、白茯苓、人参、黄芪（各一两），当归、漏芦、防风、桂心、酸枣仁、羚羊角（屑）、羌活、五加皮、白术、川芎（各三分），熟地黄（二两），甘草（半两），麦门冬（一两半）。上为细末，炼蜜丸如梧桐子大，温酒下三十丸。荆芥汤亦可。（《妇人大全良方》）

食用价值

养肝明目： 枸杞子含有丰富的胡萝卜素、维生素 A、维生素 B_1、维生素 B_2、维生素 C 和钙、铁等眼睛保健的必需营养，故擅长明目，所以俗称"明眼子"。历代医家治疗肝血不足、肾阴亏虚引起的视物昏花和夜盲症，常常使用枸杞子，著名方剂杞菊地黄丸，就以枸杞子为主要药物。民间也习用枸杞子治疗慢性眼病，枸杞子蒸蛋就是简便有效的食疗方。

提高免疫： 枸杞子富含枸杞多糖，枸杞多糖是一种水溶性多糖，由阿拉伯糖、葡萄糖、半乳糖、甘露糖、木糖、鼠李糖这 6 种单糖成分组成，具有生理活性，能够增强非特异性免疫功能，提高抗病能力，抑制肿瘤生长和细胞突变。

补肾益精： 民间流传有"君行千里，莫食枸杞"的谚语，男性多吃枸杞子能够增强其男性性能力，这是由于枸杞子具有一定补肾壮阳的功效。枸杞子不仅可以降低男性体内的胆固醇含量，还能够滋阴补肾。

　　脾胃不好，经常拉肚子的人谨慎食用。用量要适当，不宜过多。在清洗枸杞子或者是用枸杞子煲汤的过程中，时间都不能过长。因为过长的浸泡煮汤时间会使药效中的微量元素流失掉。枸杞子一般不宜和过多茶性温热的补品如桂圆、红参、大枣等共同食用。

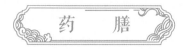

药　膳

1. 枸杞菊花茶

　　【配料和制作】用杭白菊、枸杞子各 10 克加入大茶壶内，加入热开水，10 分钟后便可饮用。

　　【功效主治】养精益气，温热滋补，用于体质虚弱、抵抗力差者。

2. 杞菊决明子茶

　　【配料和制作】炒后的决明子 10 克，枸杞子一小勺、菊花 5 朵。先将决明子洗净，然后热锅，可以用铁锅或者平底锅；将决明子放入锅中，小火干炒至有香味，并且听到噼啪的响声即可；还可以用坚硬的利器将炒后的决明子敲碎，这样效果更好。最后就是炒决明子、枸杞子、菊花三者用开水冲泡，闷 15 分钟左右即可饮用。

　　【功效主治】具有扩冠状动脉、改善微循环、降低血脂、降低血压的功效。适用于冠心病、高血脂、高血压的人群饮用。

3. 山楂枸杞茶

　　【配料和制作】山楂 30 克，枸杞子 15 克。将山楂洗净，切片，与洗净的枸杞子一同用沸水冲泡 30 分钟即成，上、下午分饮。

　　【功效主治】具有健脑益肾、祛脂降脂之功效，适于脑动脉硬化及高脂血症等患者饮用。

药食本草

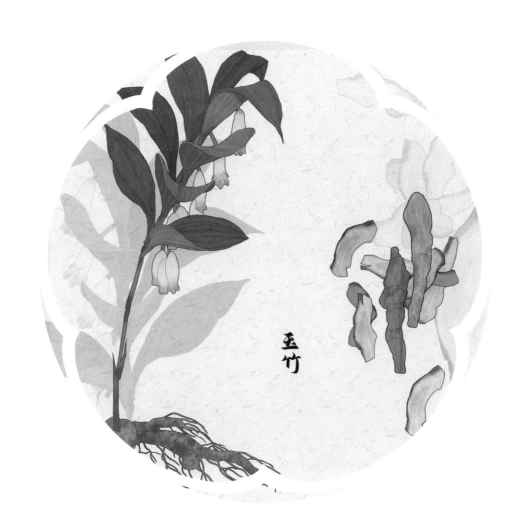

玉竹

玉竹别名尾参、地管子、铃铛菜、葳蕤等，为百合科植物玉竹［*Polygonatum odoratum（Mill.）Druce*］的根茎。秋季采挖，除去须根，洗净，晒至柔软后，反复揉搓、晾晒至无硬心，晒干；或蒸透后，揉至半透明，晒干。

性状 本品呈长圆柱形，略扁，少有分枝，长4～18厘米，直径0.3～1.6厘米。表面黄白色或淡黄棕色，半透明，具纵皱纹和微隆起的环节，有白色圆点状的须根痕和圆盘状茎痕。质硬而脆或稍软，易折断，断面角质样或显颗粒性。气微，味甘，嚼之发黏。

产地 分布于中国黑龙江、吉林、辽宁、河北、山西、内蒙古、甘肃、青海、山东、河南、湖北、湖南、安徽、江西、江苏、中国台湾等地。

药食小典故

玉竹保容颜： 相传，在唐朝时期有一个宫女，在宫中她终日被人欺辱，实在不堪忍受恶人的蹂躏，便趁着天黑一路逃出了皇宫，躲进了深山之中。她饥饿难耐，却没有充饥果腹的食物，只好采了些玉竹食用，后来这宫女与一位猎人相遇，一见钟情，二人便在山野之中开垦荒地，一起种植玉竹和其他蔬果，又生儿育女抚养他们长大。在这期间，由于经年累月地服食玉竹，一家人都无病无灾，就这样幸福地度过了漫长的一段时光。后来宫女十分思念家乡的亲人，便同丈夫和子女回到了喧嚷的闹市。家中同岁的亲朋好友如今早已白发苍苍身形佝偻，而这宫女却依然是当初的美丽模样。

药用价值

【**四气五味**】气微寒，味甘。

【**归经**】归肺、胃经。

【**功效**】养阴润燥，生津止渴。

【**主治**】肺胃阴伤，燥热咳嗽，咽干口渴，内热消渴。

【**用法用量**】6～12克，可煎服、熬膏、浸酒或入丸、散。外用：适量，鲜品捣敷；或熬膏涂。

【注意事项】痰湿气滞者禁服；脾虚便溏者慎服。

【药用附方】

（1）治诸虚百损：玉竹、黄芪（蜜炙）、白术（土炒各一斤），熟地（酒洗）、枸杞子（酒洗各八两），上方。文火煎熬成膏。每早晚二钱。用酒一杯。或开水一杯。调下。（《古方汇精》）

（2）养正汤：生玉竹五钱，怀山药四钱，茯苓三钱，天花粉二钱，大生地三钱，女贞子三钱，酒芍二钱，制熟地四钱，寸麦冬三钱（去心），制首乌四钱。（《验方新编》）

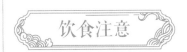

清热利咽： 玉竹具有润燥润肺的功效，对于肺阴虚所致的干咳、咽舌燥等症都是有不错的疗效。

美容养颜： 玉竹的益处有很多，对女性而言，玉竹可是不可多得的好东西，常喝玉竹茶，能够减去身上多余的脂肪，还有抗衰老及润肤的作用。

补气养血： 玉竹能补气养血，它不燥不腻，含有丰富的维生素A、烟酸、多糖等物质，可以提高机体的免疫功能，达到抗衰老，延年益寿的作用。

饮食注意

不宜脾虚便溏者、痰湿内蕴者。中寒腹泻，胃部胀满，不喜饮水，痰多，苔厚腻等湿痰盛者忌食。

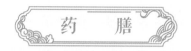

药　膳

1. 玉竹银耳汤

【配料和制作】鲜玉竹、冰糖、银耳各 15 克。将玉竹洗净切片银耳发开择净加清水适量同炖至银耳熟后加冰糖烊化饮服每日 1 剂。

【功效主治】滋阴清热。适用于胃阴不足所致的口干、口渴、胃脘隐痛、大便燥结、纳差等。

2. 玉竹麦冬鸭

【配料和制作】玉竹 50 克，麦冬 50 克，老母鸭 1 只（约 750 克），黄酒适量。玉竹、麦冬装入白纱布袋中将药袋放入鸭腹内。用旺火隔水蒸 4 小时。至鸭肉酥烂，离火。取出药袋，再将药汁绞入鸭汤中弃药袋。

【功效主治】养阴润燥，生津止渴，强心利尿，清肺热，降血糖。适用于阴虚口渴大量饮水仍不解渴之糖尿病"上消证"的患者。

药
食
本
草

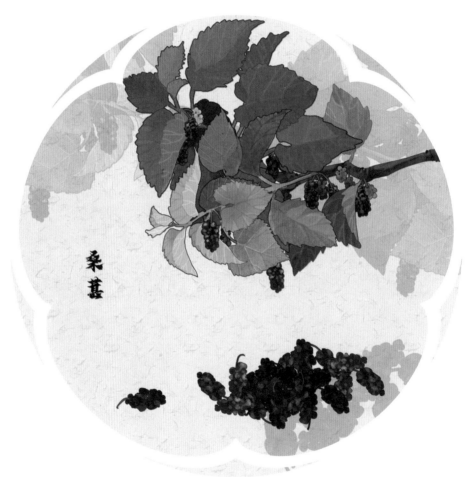

桑葚

桑葚（又作桑椹）别名桑葚子、桑蔗、桑枣、桑果、桑泡儿、乌椹等，为桑科植物桑（*Morus alba L.*）的干燥果穗。4～6月果实变红时采收，晒干，或略蒸后晒干。

性状 本品为聚花果，由多数小瘦果集合而成，呈长圆形，长1～2厘米，直径0.5～0.8厘米。黄棕色、棕红色或暗紫色，有短果序梗。小瘦果卵圆形，稍扁，长约2毫米，宽约1毫米，外具肉质花被片4枚。气微，味微酸而甜。

产地 广泛分布于中国南北各地。

药食小典故

桑之未落，其叶沃若： 桑葚一般指桑椹。古人以桑葚喻爱情，桑树正茂密的时候，桑葚最是美味，斑鸠自然贪恋美食。爱情虽美，可千万不要过于沉溺。世间男子甚少为情所困，却有许多女子为情耽误一生。桑树几度荣枯，转眼间，枝枯叶落，婚姻发生巨变，爱情也犹如过眼云烟，爱侣变为怨偶，女子也无力改变自己的爱情悲剧，只得以桑树为喻劝诫后来人，不要过于沉溺爱情而被蒙蔽双眼。

药用价值

【四气五味】气寒，味甘、酸。

【归经】归心、肝、肾经。

【功效】补血滋阴、生津润燥，润肠。

【主治】肝肾阴虚，眩晕耳鸣，心悸失眠，须发早白，津伤口渴，内热消渴，肠燥便秘。

【用法用量】煎服，9～15克。

【注意事项】脾胃虚寒便溏者慎服。

【药用附方】

（1）须发：用桑葚取汁，入瓷瓶，以水养之，候青核桃肥润，取汁。好金墨一顶，调匀作锭，抹之，可经半年。（《种杏仙方》）

（2）饮酒中毒及大醉不解：干桑葚（二合），上一味，用酒一升，浸一时久，取酒旋饮之，即解。(《圣济总录》)

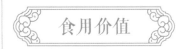 食用价值

养肝明目：《本草纲目》中提到桑葚子"令人聪明"的作用，是指这个作用，缓解眼睛疲劳干涩的症状。

乌发防脱：桑葚中含有乌发素，能使头发变得黑而亮泽，对头发有一定的营养和保健作用。很多时候，脱发都可和头皮的血液循环不畅有一定的关系，桑葚可以增加皮肤、头皮血液供应，改善血液循环的作用，能有效防脱生发。

提高免疫：桑葚的营养成分有水分、糖分、粗蛋白、灰分、粗纤维、游离酸、可溶性无氮物等，此外，桑葚中还含有人体必需氨基酸及易于吸收的多糖、丰富的维生素、红色素及人体缺乏的钙、铁、锌、硒等矿物质，具有增强免疫力、促进造血细胞的生长、促进新陈代谢等作用。

饮食注意

桑葚虽然对身体有很多好，但也不是多多益善。《本草经疏》：脾胃虚寒作泄者勿服。因此，体质偏寒者不适合大量食用桑葚。《本草常省》：多食致衄，孕妇忌之。故孕妇不宜过量食用。桑葚内含有较多的胰蛋白酶（蛋白酶的一种）抑制物——鞣酸，会影响人体对铁、钙、锌等物质的吸收，故少年儿童不易多食桑葚。因为桑葚会分解酸性物质，过量食用后容易发生溶血性肠炎。

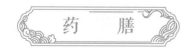
药　膳

1. 桑葚酒

【配料和制作】鲜桑葚 1 000 克，白酒 1 000 毫升。将鲜桑葚洗净，放入瓷盆捣烂，用双层消毒纱布包裹，取汁。兑入装有白酒的瓶中，加盖密封，放存 3 天后即可饮用。

【功效主治】滋阴补肾，益肝明目，生津止渴，适宜肝肾阴虚、内热消渴者饮用。脾胃虚寒、泄泻者禁用。

2. 桑葚芝麻糕

【配料和制作】桑葚 30 克，糯米粉 700 克，粳米粉 300 克，黑芝麻 60 克，白糖 100 克。黑芝麻放入锅中，用文火炒香备用；桑葚洗净后，放入锅内，加清水适量，用武火烧沸后，转用文火煮 20 分钟，去渣留汁。将糯米粉、粳米粉、白糖放入盆内，加桑葚汁，揉成面团，做成糕，撒上黑芝麻，上蒸笼 15～20 分钟即可。

【功效主治】健脾胃，补肝肾。适用于老年体虚、肠燥、大便干结、脾胃虚弱等症。

3. 桑葚牛骨汤

【配料和制作】桑葚干 25 克，牛骨 250～500 克。做法：① 将桑葚子洗净，加酒、糖少许蒸制。另将牛骨置深锅中，水煮，开锅后撇去面上浮沫，加姜、葱再煮。② 见牛骨发白时，表明牛骨的钙、磷、骨胶等已溶解到汤中，随即捞出牛骨，加入已蒸制的桑葚子，煮沸后再去浮沫，调味后即可饮用。

【功效主治】此汤有滋阴补血、益肾强筋之功效，适用于骨质疏松症、更年期综合征。对肝肾阴亏引起的失眠、头晕、耳聋、神经衰弱等也有疗效。

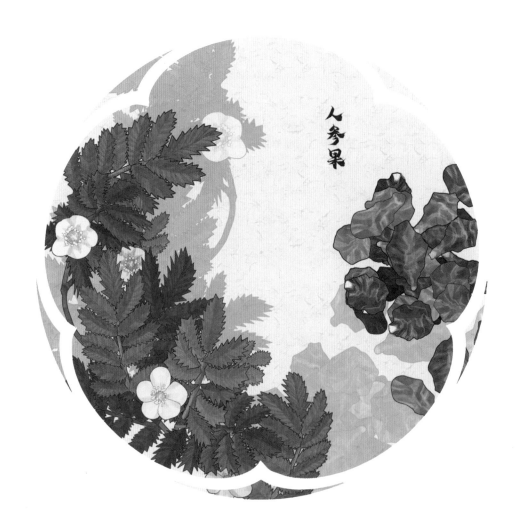

人参果

人参果原名蕨麻，别名延寿果，鹿跑草等，为蔷薇科委陵菜属植物蕨麻（*Potentilla anserina L.*）的块根，除去杂质，洗净晒干。

性状 根 1 或数条簇生，狭长纺锤形或条形，长 5～7 厘米，直径 3～6 毫米。表面黄棕色或淡棕色，具纵皱纹，并见毛状支根或圆点状支根痕，干透时质硬而脆，易折断，断面白色，略呈粉性。气无，味微甜而涩。

产地 分布于中国黑龙江、吉林、辽宁、内蒙古、河北、山西、陕西、甘肃、宁夏、青海、新疆、四川、云南、西藏等地。

药食小典故

揭开人参果的神秘面纱：《西游记》第二十四回记载"在万寿山五庄观。有棵灵根，名草还丹，又名人参果。该树三千年一开花，三千年一结果，再三千年才得以成熟。人若有缘，闻一闻能活三百六十岁，吃一个能活四万七千年。"可以坦率地告诉大家，在这形形色色的人参果中，确实没有哪一种闻一闻就能活 360 岁的，更没有一种能让人当"万岁爷"的。但因其确有一定的营养保健和祛病益寿的作用，故又称其为人参果。自从启用"人参果"这个吉祥的名字后，即在社会上产生了很大的反响，激发了人们的好奇感，这可能是与《西游记》中所说的"吃人参果长生不老"而联系在一起之缘故。

药用价值

【四气五味】气平，味甘。

【归经】归脾经。

【功效】补气血，健脾胃，生津止渴。

【主治】脾虚浮肿，风湿痹痛，贫血，营养不良。

【用法用量】煎服，15～30 克；外用：适量，研末调敷。

【注意事项】有痰饮、积滞及宿食内停者，慎用。

【药用附方】

（1）却病延年：昔者纯阳吕祖师，出卖人参果，一文一枚，专治五劳七伤，诸虚百损。并能御外邪，消饮食，轻身不老，却病延年。真神丹妙药也。（《医学心悟》）

（2）五劳七伤：现有人参果专治五劳七伤，诸虚百损并能御外邪，消饮食，轻易不老，却病延年，真神丹妙药，人人皆有惟不肯服食耳。（《医学辑要》）

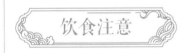
食用价值

提高免疫：蕨麻（人参果）含有丰富的镁、锌、钾、钙等元素。具有极高的医疗和营养价值，达到提高免疫，预防疾病的目的。

美容养颜：人参果中含有大量的维生素 B_1 和维生素 B_2，含有丰富的维生素 C 和胡萝卜素，这些营养元素都是人体所必需的，可以起到滋补身体的作用，也可以让肌肤变得白皙和富有弹性，所以具有很好的美容养颜作用。

清热利咽：人参果中含有很多的水分，经常吃可以增加人体的津液和水分，因此可以发挥出生津止渴的功效。此外，如果人们在生活中，遇到了咽喉干燥、咽喉肿痛或者一些比较严重的呼吸道疾病，通过吃它，都能够起到缓解的作用。

饮食注意

适量服用无明显禁忌。

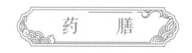
药 膳

1. 麦芽粥

【配料和制作】生麦芽 30 克，生山药 100 克，生葛根 10 克，人参果 15 克，生鸡内金 10 克。先将生麦芽、生山药、生葛根、人参果、生鸡内金分别拣杂，洗净，晒干或烘干，研为细粉，入锅内，加清水适量，边搅拌边加热至沸，小火煨 10 分钟即得。佐食，当日服完。

【功效主治】健脾益肾、生津止渴、降血糖。适用于各类糖尿病患者。

2. 参果当归乌鸡

【配料和制作】乌鸡 1 只，人参果 30 克，当归 10 克，红枣 30 克，葱、姜、料酒各适量。乌鸡去内脏洗净待用，人参果、当归、葱、姜、红枣洗净放到乌鸡肚子里，口用鹅尾针封好，放入砂锅中，加清水料酒没过鸡，大火烧开转入小火煨炖，直至鸡肉软烂，加盐、胡椒粉等调好味即可装盆。

【功效主治】健脾养胃，益气补血，生津消渴。适用于脾胃功能较差，气血亏虚以及消渴的患者。

3. 蕨麻猪骨汤

【配料和制作】蕨麻（人参果）50 克，猪筒骨 1 条，盐适量。蕨麻（人参果）50 克用清水浸泡 15～20 分钟，洗净沥干水分。猪筒骨断成两段，放入沸水中焯一下去掉杂质和血水。将蕨麻（人参果）和猪筒骨放入砂锅中，加入 7 碗水，小火炖 3 小时即可。食用时可以调入少量盐。

【功效主治】补气血，健脾胃，生津止渴，适用于病后贫血的人群。

西洋参

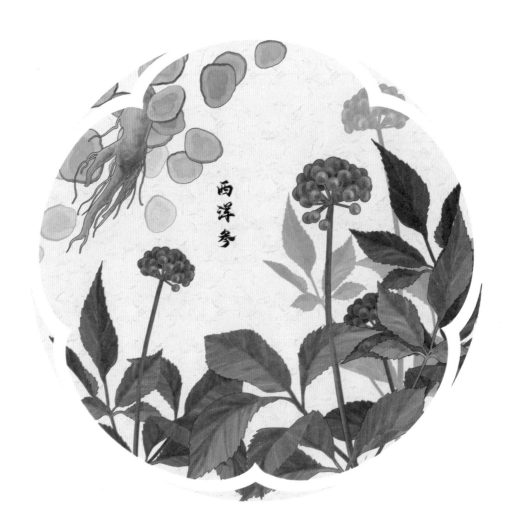

西洋参别名花旗参、洋参、西洋人参等，为五加科植物西洋参（*Panax quinquefolium L.*）的干燥根。均系栽培品，秋季采挖，洗净，晒干或低温干燥。去芦，润透，切薄片，干燥或用时捣碎。

性状 本品呈纺锤形、圆柱形或圆锥形，长 3 ~ 12 厘米，直径 0.8 ~ 2 厘米。表面浅黄褐色或黄白色，可见横向环纹和线形皮孔状突起，并有细密浅纵皱纹和须根痕。主根中下部有一至数条侧根，多已折断。有的上端有根茎（芦头），环节明显，茎痕（芦碗）圆形或半圆形，具不定根（芋）或已折断。体重，质坚实，不易折断，断面平坦，浅黄白色，略显粉性，皮部可见黄棕色点状树脂道，形成层环纹棕黄色，木部略呈放射状纹理。气微而特异。

产地 分布于中国北京怀柔与长白山等地。

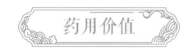

药食小典故

非参不治，服必万全：西洋参，别名花旗参、洋参、西洋人参。1714 年，一位在中国传教的英国传教士对中国的人参特别感兴趣，所以他带了一些人参回国。他推断当地应该也有类似的植物。所以他雇用很多人去找，结果在加拿大南部发现了这种植物，后来，人们又在北美大西洋沿岸、加拿大东南部和美国东部发现了这种"人参"。便称为"西洋参"。清代乾隆以后，温补之风盛行，服食人参等滋补品成为当时社会的风尚。人参不仅被看作包治百病的良药，而且吃人参更是社会地位和经济能力的象征。甚至喊出了"非参不治，服必万全""我等不怕病死，只怕虚死"的口号，人参在全社会的追捧下身价不断飙升。"西洋参"迅速成为"上佳良药"，在中国医药界被广泛使用。它不仅成为宫廷瑰宝，号称"绿色金子"，而且走入寻常百姓人家。中医用西洋参来治病，老百姓服食西洋参强身健体，西洋参还被当作饲养珍珠贝的饲料，制成戒烟药解除烟毒。

药用价值

【四气五味】气凉，味甘、微苦。

【归经】归心、肝经。

【功效】补气养阴，清热生津。

【主治】气虚阴亏，内热，咳喘痰血，虚热烦倦，消渴，口燥喉干，肺虚久嗽，失血，咽干口渴，虚热烦倦。

【用法用量】另煎兑服，3～6克。

【注意事项】不宜与藜芦同用。

【药用附方】

（1）治三焦温热，脉洪大而数，热渴谵妄：连翘（四钱），西洋参（二钱），生石膏（五钱），甘草（八分），知母（二钱，盐水炒），鲜生地（五钱），加粳米一撮，煎服。（《温病正宗》）

（2）治时邪昏陷：西洋参、生地、麦冬、五味。（《医门补要》）

食用价值

清热利咽： 西洋参性凉、味微苦，本身有着补气养阴、以及清热生津的功效，有助于肾阴虚型的咽炎。

补气养阴： 西洋参最大的优点是补气养阴、润养五脏，无温燥上火之弊端，故称为"无火参"。适用于气阴两虚有热的人，其特点为不热不燥，不适合人参和热补的人，可选用西洋参。如经常熬夜者难免心肝火旺，可以喝点西洋参茶清热降火；广东天气炎热，人体出汗较多，消耗较大，睡眠又少，适宜选用西洋参养阴清补。

安神助眠： 常服西洋参可以有效增强中枢神经，达到静心凝神、消除疲劳、增强记忆力等作用，可适用于失眠、烦躁、记忆力衰退及阿尔茨海默病等。

提高免疫： 西洋参作为补气保健首选药材，可以促进血清蛋白合成、骨髓蛋白合成、器官蛋白合成等，提高机体免疫力，抑制癌细胞生长，有效抵抗癌症。

饮食注意

服用西洋参时不能饮酒、喝浓茶以及碳酸饮料，也不能吃辛辣刺激、生冷、肥甘厚腻的食物；最好不要吃白萝卜，否则可能会影响西洋参的治疗效果。脾胃虚寒以及阳虚、女性月经期最好不要服用西洋参，以免其寒凉之性对身体不利。

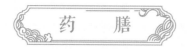

药膳

1. 洋参石斛炖肉

【配料和制作】将西洋参、铁皮石斛各 6 克，蜜枣 4 枚，猪瘦肉或去皮鸡肉适量一同放入锅内加沸水五碗，小火炖足即可。

【功效主治】本膳具有补气生津，益胃养阴的功效。适用于口干舌燥，五心烦热的人群。

2. 西洋参炖乌鸡

【配料和制作】准备乌骨鸡或母鸡 1 只，西洋参 10 克，将西洋参切片，放入鸡腹内，隔水炖熟，食肉饮汤并嚼食西洋参。

【功效主治】益气养阴。西洋参和乌鸡都是滋补之品，两物融合相炖，非常适合年老体弱或热病后气虚阴亏之人服用。

3. 龙眼洋参煲

【配料和制作】将龙眼肉 30 克洗一下，西洋参 5 克切成薄片，加水浸 1 小时；银耳 30 克加水浸 1 天，放汽锅中煮至鸣响 3 分钟，停火候凉。将银耳、龙眼肉、西洋参、冰糖 30 克同放瓦罐中，加水足量，盖好，用小火煲 2 小时即成。

【功效主治】本膳是润肺生津，益气养阴的清补美食，适用于气血阴津亏虚所致的形体消瘦，唇舌干燥，有补养之助。

杜仲、杜仲叶

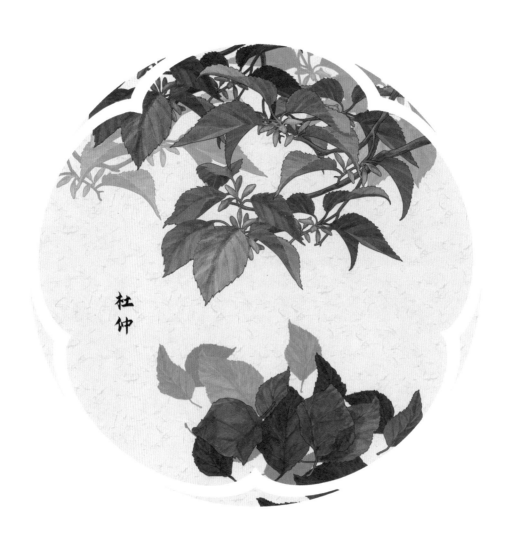

杜仲

杜仲别名胶木，为杜仲科植物杜仲（*Eucommia ulmoides Oliv*）的干燥树皮，是中国名贵滋补药材。4～6月刮去残留粗皮，洗净，切块或丝，干燥。其干燥叶也能入药。夏、秋二季枝叶茂盛时采收，晒干或低温烘干。

性状 本品呈板片状或两边稍向内卷，大小不一，厚3～7毫米。外表面淡棕色或灰褐色，有明显的皱纹或纵裂槽纹，有的树皮较薄，未去粗皮，可见明显的皮孔。内表面暗紫色，光滑。质脆，易折断，断面有细密、银白色、富弹性的橡胶丝相连。气微，味稍苦。

杜仲叶多破碎，完整叶片展平后呈椭圆形或卵形，长7～15厘米，宽3.5～7厘米。表面黄绿色或黄褐色，微有光泽，先端渐尖，基部圆形或广楔形，边缘有锯齿，具短叶柄。质脆，搓之易碎，折断面有少量银白色橡胶丝相连。气微，味微苦。

产地 分布于中国陕西、甘肃、河南、湖北、四川、云南、贵州、湖南、安徽、江西、广西及浙江等地。

药食小典故

杜仲的传说： 从前有一个叫杜仲的年轻人，是个烧炭工。有一次在砍树的时候，杜仲不小心摔伤了。俗话说"伤筋动骨一百天"，干不了活，杜仲只能在家休息。有一天，在杜仲的草屋门口，来了个老乞丐，刚走到门口就昏过去了。杜仲虽然自己行动也不太方便，但还是走过去查看，看出来这老人是饿坏的，就把老人扶进屋里，把自己吃的粥热了热喂给老人。老人吃了粥就醒过来了，对杜仲非常感激，看到杜仲行动不便，询问缘由后，老人把手里拄的木棍交给杜仲说"剥皮煎汤当茶喝，七天服完"，然后飘然而去，不知所踪。杜仲听了这老乞丐的话，虽然将信将疑，不过反正自己也没钱买药，就死马当活马医了，没想到喝了七天后，腰腿之疾，霍然而愈，并且体力更胜于前。杜仲觉得很神奇，查看木棍发现它有一个非常明显、独一无二的特征：树皮掰断的话，中间会有很密的白色细丝，可以扯很长也不断。凭着这个特征杜仲找到了这种树之后，不但自己经常把树皮泡着喝，还送给那些腰腿疼的乡亲，结果都是效应如神，杜仲也出了名。大家以前也不知道这是个什么树，因为是从杜仲那里流传出去的，就给它起名叫"杜仲"。

第九章

补益药食本草

药用价值

【四气五味】杜仲：气温，味甘；杜仲叶：气温，味微辛。

【归经】归肝、肾经。

【功效】杜仲：补肝肾，强筋骨，安胎；杜仲叶：补肝肾，强筋骨。

【主治】杜仲：肝肾不足，腰膝酸痛，筋骨无力，头晕目眩，妊娠漏血，胎动不安；杜仲叶：肝肾不足，头晕目眩，腰膝酸痛，筋骨痿软。

【用法用量】杜仲：煎服，6～10克；杜仲叶：煎服，10～15克。

【注意事项】阴虚火旺者慎服；《本草经集注》："恶蛇皮、元参。"《得配本草》："内热，精血燥两者禁用。"

【药用附方】

杜仲

（1）闪挫腰痛：当归三钱，杜仲三钱，酒煎出汗。（《本草易读》）

（2）治妊娠气壅攻腰：疼痛不可忍。大腹皮散方。杜仲（一两去粗皮炙微黄锉），五加皮（一两），当归（一两锉微炒），赤芍药（一两），芎䓖（一两），人参（一两去芦头），萆薢（一两锉），上件药。捣粗罗为散。每服四钱。以水一中盏。煎至六分。去滓。不计时候温服。（《太平圣惠方》）

杜仲叶

治肾虚腰痛，腰肌劳损：杜仲叶（盐炒）108克，补骨脂（盐炒）81克，续断81克，当归108克，白术（炒）81克，牛膝81克，肉桂27克，乳香（制）27克，狗脊（制）81克，赤芍43克，泽泻54克，土鳖虫（酒炒）43克。（中成药——腰痛片）

食用价值

补虚强壮：杜仲可补肝肾、强筋骨，治疗腰脊酸疼，肢体痿弱，遗精，滑精，五更泄泻，虚劳等。

减肥降脂：杜仲的有效成分能分解体内胆固醇，降低体内脂肪，不改变饮食生活，也可以防止肥胖。

润肠通便：杜仲叶治疗便秘有特效，杜仲茶中的桃叶珊瑚甙具有通便、增强肠道蠕动作用，对便秘有效。

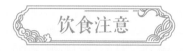

阴虚火旺的人要谨慎服用杜仲。此外，在用量方面，如果用量过多，会有可能出现头晕、疲倦乏力、心悸、嗜睡等现象。

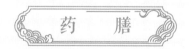

杜仲

1. 银耳杜仲羹

【配料和制作】将杜仲、灵芝洗净，放入砂锅，加水煎煮3次，每次40分钟，合并3次煎汁备用。将银耳用清水泡发，拣杂后洗净，入锅，加水适量，用小火熬至微黄色，兑入药汁及冰糖，继续用小火熬至银耳酥烂成胶状，以调匀的湿藕粉兑入，勾成羹即可。当点心，早、晚2次分服。

【功效主治】滋养肝肾、降血压，适用于肝肾阴虚型高血压症。

2. 杜仲山楂猪肚汤

【配料和制作】把杜仲用盐水炒焦；山楂去核，切片；猪肚洗净；姜切片，葱切段，大蒜去皮。把食盐均匀抹在猪肚里外两面；把杜仲、山楂、姜片、葱段装入猪肚里。把猪肚置炖锅内，加清水2 000毫升，置武火上煮沸，打去浮沫，用文火炖90分钟。捞起猪肚，切成5厘米见方的块，加入汤即可佐餐食用。

【功效主治】补肝肾，强筋骨；降血压，利尿。适用于患有腰脊酸疼，肢体痿弱的人群。

3. 杜仲炒腰花

【配料和制作】猪腰（或羊腰）250克，杜仲15克，酱油15克，料酒10克，白糖10克，水淀粉100克，熟猪油40克，植物油500克（耗油50克），醋、味精、葱、姜末各少许。杜仲切丝，水煮取浓缩汁15克。把腰子片成两片，挖掉腰臊，划成斜花刀，切成长3厘米、宽1.5厘米的长方形块，用水淀粉80克拌匀。将锅置于旺火上，倒入植物油待油热到冒烟时，将腰花用筷子一块一块地放在油锅内（这样可以避免粘在一起），如果火太旺油太热，可把锅端到微火上缓炸一下，炸片刻，当外面呈焦黄色时，即可取出。将酱油、醋、白糖、料酒、味精、杜仲浓缩汁、水淀粉20克放在碗中调匀（作勾汁用）。把炒勺放在旺火上，倒入猪油，油热后，将葱、姜末放入，稍炸一下，随将调好的汁倒入，汁成稠糊后，将炸好的腰花倒入翻炒，使汁挂在腰花上即成。

【功效主治】杜仲具有补肝肾、温中的功效。适宜于肾虚腰痛、腿软、阳痿、遗精、眩晕、尿频等症，尤其对夜尿增多者，有一定疗效。

杜仲叶

1. 羊肾杜仲叶汤

【配料和制作】羊肾2枚去肾盂筋膜，切片，开水汆烫后洗去浮沫，备用；杜仲叶5克洗净，装入纱布袋内，与羊肾、红枣同入砂锅内，加入料酒、盐、葱、姜、肉桂、黑胡椒、八角茴香，加水适量，炖至熟软，投入盐、胡荽末等调味即成。

【功效主治】补益肝肾，温阳固精，强健筋骨。此汤适用于腰膝酸痛、阳痿、遗精、尿频、头晕目眩等患者佐餐。

2. 杜仲叶茶

【配料和制作】杜仲叶、绿茶各6克，混合后用沸水冲泡5分钟即成，代茶饮。

【功效主治】起降低血压和胆固醇的作用。适用于高血压和高血脂的人群。

甘　草

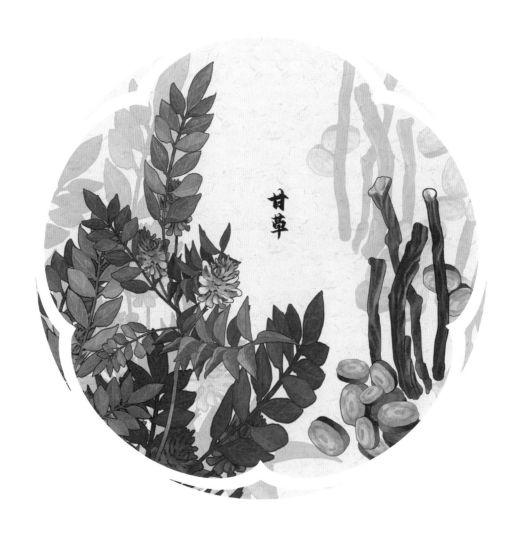

甘草

甘草别名国老、甜草、乌拉尔甘草、甜根子等，为豆科植物甘草（*Glycyrrhiza uralensis Fisch*）、胀果甘草（*Glycyrrhiza inflata Bat*）或光果甘草（*Glycyrrhiza glabra L.*）的干燥根和根茎。春、秋二季采挖，除去须根，晒干。

性状 甘草根呈圆柱形，长 25～100 厘米，直径 0.6～3.5 厘米。外皮松紧不一。表面红棕色或灰棕色，具显著的纵皱纹、沟纹、皮孔及稀疏的细根痕。质坚实，断面略显纤维性，黄白色，粉性，形成层环明显，射线放射状，有的有裂隙。根茎呈圆柱形，表面有芽痕，断面中部有髓。气微，味甜而特殊。

产地 分布于中国新疆、内蒙古、宁夏、甘肃、山西等地。

药食小典故

甘甜的"草棍"： 从前，有个偏远山村的郎中，有一天他外出治病，家里却不巧来了很多患者。妻子一看那么多人正等着丈夫治病，平常丈夫不就是拿一些花花草草给人看病吗，我为何不替他包点草药将这些病人打发了呢？她想起自己的窗户前放着一堆草棍，拿起尝了一口，觉着甘甜怡口，就把这些草棍切成小片，分装好发给了患者。过了几天，郎中回家了，遇上两人登门道谢，说吃了他妻子包的药后病已经好了。郎中不明所以，而妻子心中有数，将他拉到一边说了前因后果，他才恍然大悟。郎中又急忙询问两人的病情，才得知他们之前咽喉肿痛、中毒肿胀。此后，此郎中在治疗这类病痛时，都用这种"草棍"医治。由于这种草药味道甘甜，郎中便称他为"甘草"，并一直沿用至今。

药用价值

【四气五味】气平，味甘。

【归经】归心、肺、脾、胃经。

【功效】补脾益气，清热解毒，祛痰止咳，缓急止痛，调和诸药。

【主治】脾胃虚弱，倦怠乏力，心悸气短，咳嗽痰多，脘腹、四肢挛急疼痛，痈肿疮毒，缓解药物毒性、烈性。

【用法用量】煎服，2～10克。

【注意事项】

不宜与海藻、京大戟、红大戟、甘遂、芫花同用。

【药用附方】

（1）甘草附子汤：治中湿小便不利，大便自利。附子（炮，一个，七钱净者），甘草（炙，一两），辣桂（去粗皮，二两）上锉散。每服三钱，水一盏半，姜七片煎，食前微温服。（《世医得效方》）

（2）干姜甘草汤：若阴乘于阳，心肺经寒而呕血者，宜服干姜甘草汤。甘草、干姜（各半两）。治水肿，从腰以上俱肿，以此汤发汗。（《妇人大全良方》）

食用价值

提高免疫：甘草是一种抗过敏能力特别强的中药材，服用后能增强自身免疫力，并能提高身体抗过敏能力，对过敏性气管炎和过敏性咳嗽等疾病都有明显预防和缓解作用。

止咳润肺：甘草中含有丰富的黄酮氯化合物，具有明显的止咳作用，还能加快人体内痰液的稀释和排出，使咳嗽痰多等症状明显好转。

健脾养胃：脾胃虚弱的人服用甘草，能起到很好的补脾作用，可以将甘草和人参、白术等药材一同使用。

饮食注意

甘草不能多服、久服或者当甜味剂嚼食（尤其是儿童），会使血钠升高，血钾排出增多，引起高血压、低钾血症，出现浮肿、软瘫等症状，若久服还可能引起低血钙，出现钙性抽搐等症状。故湿盛胀满，浮肿者不宜用甘草。甘草不宜与降压药并用，与强心苷类药物同服，可加重其毒性反应，与降糖药同服，会出现拮抗，减弱降糖药的作用，与排钾利尿剂合用，更易引起低钾血症。甘草中的皂苷水解之后生成甘草次酸，其结构和功能类似肾上腺皮质激素，长期服用可能导致肾上腺皮质功能减退。若与一些禁忌搭配的药物合用，可诱发或加重溃疡。甘草不可与鲤鱼同食，同食易中毒。不可与大戟、海藻、芫花同服。对甘草片成分过敏者禁用甘草。

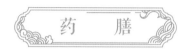

药 膳

1. 绿豆甘草茶

【配料与制作】取绿豆60克，生甘草15克。共研为粗末，纳入热水瓶中，冲入沸水适量，盖闷20～30分钟。代茶饮用。

【功效主治】清热解毒。主治有机磷农药中毒等。

2. 甘草绿豆炖白鸭

【配料与制作】取生甘草20克，绿豆90克，白鸭肉100克，盐5克。生甘草润透，洗净，切片；绿豆洗净，去杂质；白鸭肉洗净，切4厘米见方的块。将鸭肉、甘草、绿豆放入炖锅内，加入清水500毫升。炖锅置武火上烧沸，再用火炖煮50分钟，加入盐，搅匀即成。每日1次，每次吃鸭肉50克，随意吃豆喝汤。

【功效主治】清热解毒，平肝利水。适用于肝硬化腹水等症。

3. 当归生姜羊肉汤

【配料与制作】取白菊花9克，红花、甘草各6克，白糖10克。先把菊花和红花去杂质洗净，然后将两者及甘草加水250毫升大火煮沸，再改小火煎煮10分钟，最后加入白糖，代茶饮用。

【功效主治】平肝疏风，清热解毒。适用于寒疝腹中痛及胁痛里急者。

当 归

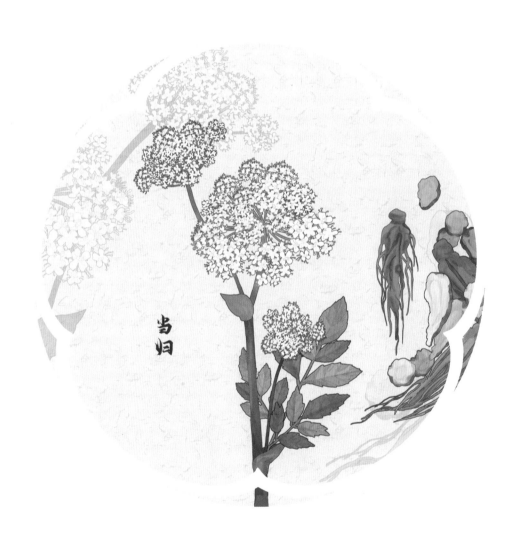

当归

当归别名干归、西当归、岷当归、金当归、当归身、涵归尾、当归曲、土当归等，为伞形科植物当归［*Angelica sinensis*（*Oliv.*）*Diels*］的干燥根。秋末采挖，除去须根和泥沙，待水分稍蒸发后，捆成小把，上棚，用烟火慢慢熏干。

性状 本品略呈圆柱形，下部有支根 3～5 条或更多，长 15～25 厘米。表面浅棕色至棕褐色，具纵皱纹和横长皮孔样突起。根头（归头）直径 1.5～4 厘米，具环纹，上端圆钝，或具数个明显突出的根茎痕，有紫色或黄绿色的茎和叶鞘的残基；主根（归身）表面凹凸不平；支根（归尾）直径 0.3～1 厘米，上粗下细，多扭曲，有少数须根痕。质柔韧，断面黄白色或淡黄棕色，皮部厚，有裂隙和多数棕色点状分泌腔，木部色较淡，形成层环黄棕色。有浓郁的香气，味甘、辛、微苦。

产地 分布于中国甘肃东南部、云南、四川、陕西、湖北等地。

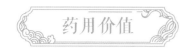

当归即归： 据传古代云南边疆某村庄有一青年药农，新婚不久，为生活所迫，要进山挖药。其妻依依难舍，青年也甚为留恋，在含泪惜别时，念及爱妻在家生活艰苦，便说："我若 3 年不归，你可另嫁他人。"哪知青年一去 3 年，由于山深林密，路途遥远而无法通讯。3 年来妻子见丈夫全无消息，忧虑交加而致气血并虚，得了严重的妇女病。婆婆见媳妇形体日瘦，神情日疲，茶饭不思，生出怜恤之心，劝她改嫁。妻子初有不舍，后来也以为丈夫一去 3 年，料想凶多吉少，经不住人们的劝说而另择配偶了。谁知她改嫁后不久，丈夫就回来了，他问妻子为何不等他回来，妻子哭诉道："3 年当归你不归，片纸只字也不回，如今我已错嫁人，心如刀割真悔恨。"丈夫听到之后也悔恨不已。就把自己采摘的草药给了妻子，妻子食用之后居然治好了妇女病。之后人们也知道这个药物是一种治疗妇科疾病的良药，就给它取名为当归，告诫后人"当归即归"。

药用价值

【**四气五味**】气温，味甘、辛。

【归经】归肝、心、脾经。

【功效】补血活血，调经止痛，润肠通便。

【主治】血虚萎黄，眩晕心悸，月经不调，经闭痛经，虚寒腹痛，风湿痹痛，跌扑损伤，痈疽疮疡，肠燥便秘。

【用法用量】煎服，6～12克。

【注意事项】热盛出血者（常出现吐衄、咯血、舌红、苔少，皮下有瘀点瘀斑，或者伴有牙龈出血，口干、烦躁等症状）禁服，湿盛中满（主要表现有胃腹部胀满、食欲差，舌苔厚、色黄或者白）、大便溏泻者（大便不成形，形似溏泥，排便次数稍有增多；大便排泄不畅，或有排不尽的感受）忌服。

【药用附方】

（1）补损当归散：疗坠马、落车、被打，伤腕折臂，呼叫不绝，服此药呼吸之间，不复大痛，服三日，筋骨即当相连，神效。泽兰（制）、附子（炮，去皮、脐，各一分），当归（炒）、蜀椒（炒，出汗）、甘草（炙）、桂心（各三分），芎䓖（炒，六分），上为细末。每服二钱，温酒调下，日三服。忌海藻、菘菜、生葱、猪肉、冷水。（《太平惠民和剂局方》）

（2）当归丸：治小儿冷热不调，大便青黄，心腹多痛，或腹中气满，或时呕逆，不欲乳食。白芍药、当归（微炒）、人参、芎䓖（各三分），白术、甘草（炙，各半两），上件捣罗为末，水煮面糊丸，如麻子大。三岁小儿每服十丸，粥饮下，日三服，更量儿大小加减。（《太平惠民和剂局方》）

食用价值

养血生血： 当归被称为补血第一药，味甘而重，既能补血、又能活血，适用于多种血虚症状，如面色苍白无华、唇甲淡白、心悸、四肢麻木、头晕眼花、手脚冰冷等，对血虚、血瘀有寒的女性特别适宜。

润肠通便： 当归不仅有滋补作用，还可以润肠道，从而促进排便、排毒、多用于血虚肠燥所引起的便秘，对女性产后便秘、老年性便秘、习惯性便秘均有一定的治疗作用。

美容养颜： 当归是一种无毒的天然美容药。将当归研磨成粉用其敷脸可以起到促进血液循环的作用，其水溶液可以抑制酪氨酸酶活性，能有效去除黄褐斑、雀斑。

活血化瘀： 冻疮虽然是皮肤症状，其实多与机体阳气不足，外寒侵袭，阳气不伸，寒凝血瘀所致，所以临床上可以采用温经散寒，活血化瘀的药材进行治疗，而当归能活血养血，与生姜搭配使用，可以起到防治冻疮的功效。

提高免疫： 当归有增强机体免疫的作用，当归的萃取物丰富，其中的阿魏酸钠和当归多糖可以刺激人体内的巨噬细胞，可以调节机体免疫力低下的问题。

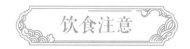

饮食注意

当归具有活血的功效，对子宫具有双向调节的作用，能兴奋子宫也能抑制子宫收缩，用量难以把握，所以孕妇应慎用当归，以免胎儿流产。经期女性慎用，当归有较强的活血作用，月经期服用当归可能会使血量增多。少儿慎用，少儿的身体的尚未发育成熟，当归味甘、辛，性温，少儿往往出现不受补的现象，对其健康成长产生不利的影响。肠胃功能低下者慎用。《太草经疏》记载："肠胃薄弱，泄泻溏薄及一切脾胃病恶食、不思食及食不消，并禁用之。"这类人如果服用过多，会导致肠道的负担加重，使病情更严重。当归食用过多会出现诸如嗜睡、发热、口干等不良反应，一般停服后可消失。

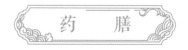

药　膳

1. 当归炖鸡汤

【配料与制作】取当归 10 克，黄芪 50 克，鸡 1 只（2 斤左右），生姜 4 片，枸杞子 5 克，红枣 4 枚，盐少许备用。将宰杀好的鸡，去除内脏，洗净然后用开水冲洗；当归、黄芪洗净；生姜去皮切片备用；将当归、黄芪装入鸡腹内，然后将鸡放入盆内，摆上生姜，加入水、食盐，加盖盖好，放入锅中隔水蒸约 1 小时取出即可食用。

【功效主治】益气养血，增强体质。

2. 当归红枣粥

【配料与制作】取当归 15 克，红枣 50 克，白糖 20 克，粳米 50 克备用。先将当归用温水浸泡片刻，加水 200 克，煎成浓汁，去渣取汁，再与粳米、红枣和白糖一同煮至粥成。

【功效主治】补血调经，活血止痛，润肠通便。

3. 当归红糖煮鸡蛋

【配料与制作】取当归 20 克，牛鸡蛋 1 个，红枣 3 颗，红糖 30 克备用。将生鸡蛋煮熟后，立刻放入冷水中，剥去蛋壳，用竹签扎一些小圆孔，在锅中放进干净的 20 克当归，放水浸泡数分钟之后，再加入刚刚扎好小圆孔的鸡蛋，大火烧开，转小火煮 20 ～ 30 分钟，再放入红糖融化后即可食用。

【功效主治】补益气血，调经止痛。适用于痛经者。

肉苁蓉

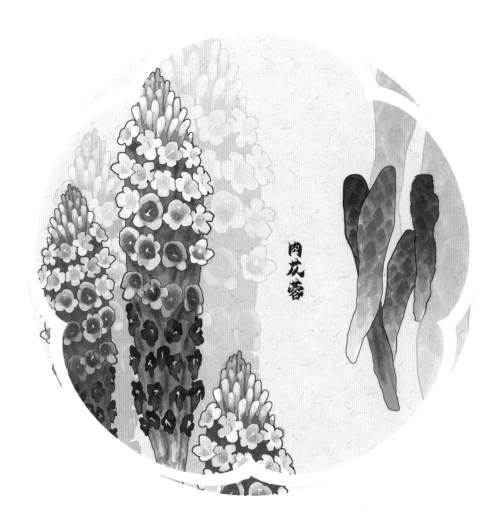

肉苁蓉别名疆芸、寸芸、苁蓉、查干告亚（蒙语）等，为列当科植物肉苁蓉（*Cistanche deserticola Y.C.Ma*）或管花肉苁蓉［*Cistanche tubulosa（Schenk）Wight*］的干燥带鳞叶的肉质茎。春季苗刚出土时或秋季冻土之前采挖，除去茎尖。切段，晒干。

性状　肉苁蓉呈扁圆柱形，稍弯曲，长 3～15 厘米，直径 2～8 厘米。表面棕褐色或灰棕色，密被覆瓦状排列的肉质鳞叶，通常鳞叶先端已断。体重，质硬，微有柔性，不易折断，断面棕褐色，有淡棕色点状维管束，排列成波状环纹。气微，味甜、微苦。管花肉苁蓉呈类纺锤形、扁纺锤形或扁柱形，稍弯曲，长 5～25 厘米，直径 2.5～9 厘米。表面棕褐色至黑褐色。断面颗粒状，灰棕色至灰褐色，散生点状维管束。

产地　分布于中国内蒙古、宁夏阿佐旗、甘肃昌马及新疆和田等地。

药食小典故

肉苁蓉与成吉思汗： 传说肉苁蓉是天神派神马赐给成吉思汗的神物。在与对手札木合的交战中，对方将俘虏残忍杀害，激怒了天神，天神遂派下神马，赐植物根块予成吉思汗与其部将，吃下后，将士们神力涌现，冲下沙山，一举击溃了札木合部落，为统一蒙古奠定了基础。

肉苁蓉与沙漠： 传说沙漠本来是不存在的，是因为肉苁蓉将地表的精华都吸收走了，才使得大地变为荒漠。因此，肉苁蓉也被称为沙漠中的"活黄金"。

药用价值

【四气五味】气温，味甘、咸。

【归经】归肾、大肠经。

【功效】利水消肿，解毒排脓。

【主治】补肾阳；益精血；润肠道。主肾阳虚衰；精血不足之阳痿；遗精；白浊；尿频余沥；腰痛脚弱；耳鸣目花；月经衍期；宫寒不孕；肠燥便秘。

【用法用量】煎服，6～10 克。

【注意事项】阴虚火旺及大便泄泻者不宜服用；胃肠实热、大便秘结者亦不宜服。

【药用附方】

（1）肉苁蓉粥：治五劳七伤。久积虚冷。阳事都绝。羊肾（一对，去脂膜，细切），肉苁蓉（一两酒浸一宿，刮去皱皮，细切），上件药。相和作羹。着葱白盐五味末等。一如常法。空腹食之。（《太平圣惠方》）

（2）肉苁蓉丸：治下部虚损，腹内疼痛，不喜饮食，此平补。上用肉苁蓉一斤，酒浸三日，细切焙干为末，分一半用醇酒煮作膏，和一半末入臼中，捣五百杵，丸如梧桐子大，每服二十丸，加至三十丸，空心用温酒或米饮送下。（《奇效良方》）

食用价值

提高免疫： 肉苁蓉多糖对人体淋巴细胞的形成和活性都有显著的影响，它能增加淋巴细胞的增殖反应，从而增强机体的免疫功能。

补肾壮阳： 肉苁蓉含有丰富的生物碱、结晶性的中性物质、氨基酸、微量元素、维生素等成分。能补肾阳、益精血，抑制"阳虚"症状的出现，防止体重减轻。可有效预防、治疗男子肾虚阳痿、遗精早泄及女子月经不调、闭经不孕等疾病。

润肠通便： 肉苁蓉能显著提高小肠推进速度，缩短通便时间，同时对大肠的水分吸收有明显的抑制作用，从而促进粪便的湿润和排泄。

美容养颜： 关于肉苁蓉美容养颜的功效，古人已有相关记载："久服轻身""润五脏，长肌肉""益髓，悦颜色，延年""补精败，面黑，劳伤"等。近年来，肉苁蓉在化妆品领域的开发应用已逐步开展，相关的科学研究表明其在美白、抗衰老、防晒、抗炎、保湿及抑菌方面具有良好的效果。

饮食注意

由于肉苁蓉味甘性温，容易生火助阳，所以湿热体质，或者是阴虚火旺的人不宜服用肉苁蓉，以防其甘温生热，进一步加重热象，或者热甚伤阴，加重阴虚火旺的症状。其润肠通便的功能，只适用于阳虚，肠道蠕动无力所导致的便秘，所以胃肠实热，气滞所致的便秘不宜服用。因为肉苁蓉有助阳，滑肠的作用，所以大便溏泻的人群也不宜服用。

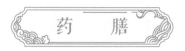

1. 肉苁蓉羊肉粥

【配料与制作】取肉苁蓉 15 克，精羊肉 100 克，粳米 100 克，葱白 2 根，生姜 3 片，盐适量备用。先将肉苁蓉、羊肉洗净，羊肉切成肉丁状。肉苁蓉放入砂锅内，加入清水适量煎汤，然后去渣取汁。粳米淘洗后，放入砂锅内，再加入适量清水，如常法煮粥。待煮沸后，加入羊肉丁、生姜片，一同煮成稀薄粥。最后放入葱花、细盐，稍煮 1～2 分钟即可。煮粥时应选用砂锅为宜，不要使用铁器。

【功效主治】补肾助阳，健脾养胃，润肠通便。

2. 杜仲肉苁蓉猪骨汤

【配料与制作】取杜仲 10 克，肉苁蓉 10 克，猪骨 200 克，葱段 2 段，生姜 2 片备用。将猪骨洗净、杂碎、焯水，去除污血和多余油脂。将杜仲、肉苁蓉洗净，切片，装入纱布袋中，与猪骨同入锅。加适量清水，用武火煮沸，加葱段、生姜片、料酒、盐，转文火煨炖 1 小时。待汤汁浓稠时加鸡精、味精，去除药袋即成。

【功效主治】壮阳气，益肝肾，强筋骨。

3. 核桃苁蓉茶

【配料与制作】取核桃肉、肉苁蓉、炒白术各 10 克，川大黄 5 克备用。将上述原料全部掰成小块，放入保温瓶内，加开水约 1 500 毫升，盖紧瓶口浸泡 3 小时后饮用。倒茶时用纱布缠紧瓶口，以防药渣倾出；每天服用 500 毫升，分 2 次空腹饮用；每剂服用 3 天，坚持服用至便秘消失。

【功效主治】温补脾肾，润肠通便。

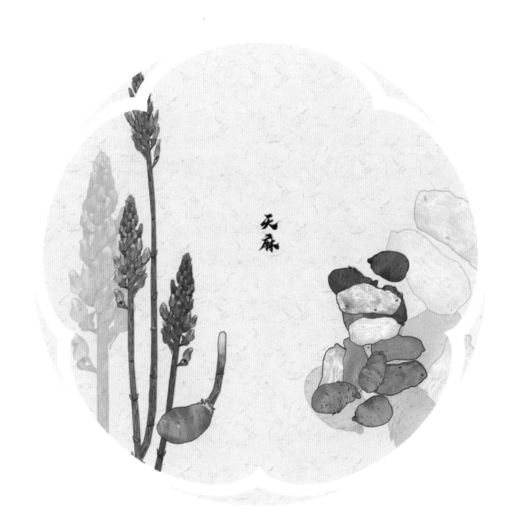

天麻别名鬼督邮、赤箭、神草、离母、赤箭脂、合离草、独摇芝、自动草、独摇、定风草、明天麻、水洋芋等，为兰科植物天麻（*Gastrodia elata Bl.*）的干燥块茎。立冬后至次年清明前采挖，立即洗净，蒸透，敞开低温干燥。

性状 本品呈椭圆形或长条形，略扁，皱缩而稍弯曲，长 3 ～ 15 厘米，宽 1.5 ～ 6 厘米，厚 0.5 ～ 2 厘米。表面黄白色至黄棕色，有纵皱纹及由潜伏芽排列而成的横环纹多轮，有时可见棕褐色菌索。顶端有红棕色至深棕色鹦嘴状的芽或残留茎基；另端有圆脐形瘢痕。质坚硬，不易折断，断面较平坦，黄白色至淡棕色，角质样。气微，味甘。

产地 分布于中国贵州、云南、四川、陕西等地。

药食小典故

天麻与曹操：《三国志》记载，曹操由于整日操劳战事，患上了严重的头痛病，为此四处打探名医，最后请来了华佗医治他的头痛病。华佗经过中医的望、闻、问、切，仔细观察研究，特意为曹操配制了天麻丸。曹操服食后，头痛病明显减轻。此后便坚持服食。于是食用天麻风靡一时。

天麻与李隆基：《唐宫惊变》记载，唐明皇李隆基每日清晨调服一盅天麻粉后才临朝，视其为滋补上品，益寿珍品。其姑母太平公主欲仿效武则天，企图谋权篡位。了解到他的这个习惯后，命潜伏于李隆基身边的宫女袁蓉蓉，在调食的天麻粉里下毒，不料泄露风声而阴谋败露。事后唐明皇仍每日服食天麻，并乐此不疲，认为天麻不但是大补上品，亦是救命神品。

药用价值

【四气五味】气平，味甘。

【归经】归肝经。

【功效】息风止痉，平抑肝阳，祛风通络。

【主治】小儿惊风，癫痫抽搐，破伤风，头痛眩晕，手足不遂，肢体麻木，风湿痹痛。

【用法用量】煎服，3～10克。

【注意事项】

（1）血液衰少及非真卒中者忌用。

（2）天麻性虽不燥，毕竟风剂，若血虚无风，火炎头痛，口干、便闭者，不可妄投。(《本经逢原》)

【药用附方】

（1）天麻防风丸：治一切惊风，身体壮热，多睡惊悸，手足抽掣，精神昏聩，痰涎不利，及风温邪热，并宜服之。白僵蚕（去丝、嘴，炒）、干蝎（炒，各半两），天麻（去苗）、防风（去苗）、人参（各一两），朱砂（研飞）、雄黄（研）、麝香（研）、甘草（炙，各一分），牛黄（一钱），上为细末，炼蜜为丸，如梧桐子大。每服一丸至二丸，薄荷汤化下，不拘时候。(《太平惠民和剂局方》)

（2）天麻草汤方：天麻草（切，五升），上以水一斗半，煎取一斗，随寒温分洗乳，以杀痒也。(《妇人大全良方》)

食用价值

安神助眠： 天麻对于顽固性失眠，神经衰弱等，有非常好的治疗与调节作用，适合学习紧张，用脑过度、工作／生活压力大的现代人群使用。

益智补脑： 天麻中含有天冬氨酸、谷氨酸、精氨酸等多种人体不能合成的氨基酸，对大脑神经系统及肝脏具有营养、保护和修复作用，经常食用可起到健脑、益智、增强记忆力的作用。

提高免疫： 天麻中富含天麻多糖成分，有良好的清除自由基作用，可以抵御病毒侵害、提高免疫力，延缓细胞衰老。

饮食注意

阴虚血虚患者或者津液少的人不能食用天麻。天麻不宜久煎，但天麻素又需要加热才能吸收，建议炖汤或煮食新鲜天麻的时候，时间不要太长。在使用天麻制剂的时候，如果出现了恶心，呕吐，胸闷，气短，头晕，皮肤瘙痒等症状需要立刻停止使用。天麻与御风草根同用，可刺激胃肠，引起不适。天麻有一定毒副作用，一般中毒的剂量在40克以上，因此不能大剂量或长时间服用，最好在医师指导下服用。

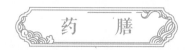

药　膳

1. 天麻乌鸡汤

【配料与制作】取乌鸡一只或半只，天麻片 30～50 克，红枣 10～20 克，胡萝卜一根，枸杞子 15 克备用。乌鸡洗净焯水，天麻片、红枣、胡萝卜、枸杞子洗干净，胡萝卜切段；所有材料一起放入锅中，加适量水，煮一个半小时左右，加少量盐调味即可。

【功效主治】祛风平肝、舒经活血。适用于头晕、头痛、耳鸣等症状。

2. 天麻炖猪脑

【配料与制作】取猪脑 1 个，天麻 15 克，生姜适量，葱适量，食盐适量备用。将天麻浸泡 5 分钟后洗净，切成薄片。将猪脑放入碗中，加入清水没过猪脑，再加入食盐 1 小勺，搅拌融化。浸泡 10 分钟后，将猪脑之筋膜撕去，洗净，隔去水分。炖盅内加入大半盅清水，放入猪脑、天麻、姜片，合盖，隔水炖 1 小时。炖好后放入少许食盐调味，即可取出饮用。

【功效主治】祛风开窍，疏通血脉，补脑安神。适用于高血压、头痛、神经衰弱者。

3. 天麻蒸鸡蛋

【配料与制作】取天麻（研粉）6 克，鸡蛋 1 个，生抽适量备用。将鸡蛋打入碗中打散，加入天麻粉，用筷子搅匀，上锅蒸 15 分钟，出锅后淋适量生抽调味即可。

【功效主治】平肝熄风。适用于关节疼痛、中风者。

石 斛

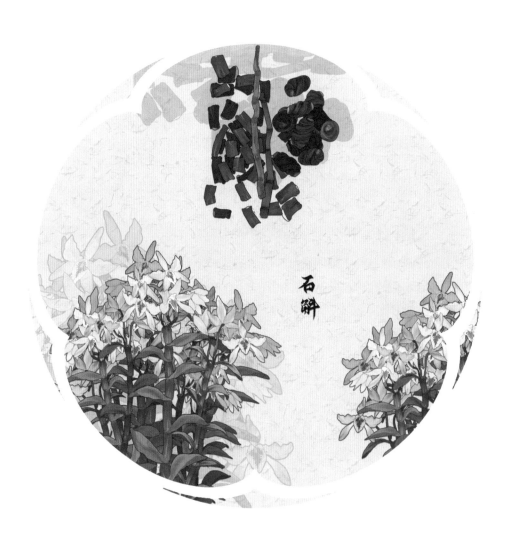

石斛

石斛别名仙斛兰韵、不死草、还魂草、紫筊仙株等，为兰科植物金钗石斛（*Dendrobium nobile Lindl*）、霍山石斛（*Dendrobium huoshanense C.Z.Tang et S.J.Cheng*）、鼓槌石斛（*Dendrobium chrysotoxum Lindl*）或流苏石斛（*Dendrobium fimbriatum Hook*）的栽培品及其同属植物近似种的新鲜或干燥茎。全年均可采摘，干用者用开水略烫或烘软，再边搓边烘晒，至叶鞘搓净、干燥。

性状 鲜石斛呈圆柱形或扁圆柱形，长约30厘米，直径0.4～1.2厘米。表面黄绿色，光滑或有纵纹，节明显，色较深，节上有膜质叶鞘。肉质多汁，易折断。气微，味微苦而回甜，嚼之有黏性。金钗石斛呈扁圆柱形，长20～40厘米，直径0.4～0.6厘米，节间长2.5～3厘米。表面金黄色或黄中带绿色，有深纵沟。质硬而脆，断面较平坦而疏松。气微，味苦。霍山石斛干条呈直条状或不规则弯曲形，长2～8厘米，直径1～4毫米。表面淡黄绿色至黄绿色，偶有黄褐色斑块，有细纵纹，节明显，节上有的可见残留的灰白色膜质叶鞘；一端可见茎基部残留的短须根或须根痕，另一端为茎尖，较细。质硬而脆，易折断，断面平坦，灰黄色至灰绿色，略角质状。气微，味淡，嚼之有黏性。鲜品稍肥大。肉质，易折断，断面淡黄绿色至深绿色。气微，味淡，嚼之有黏性且少有渣。枫斗呈螺旋形或弹簧状，通常为2～5个旋纹，茎拉直后性状同干条。鼓槌石斛呈粗纺锤形，中部直径1～3厘米，具3～7节。表面光滑，金黄色，有明显凸起的棱。质轻而松脆，断面海绵状。气微，味淡，嚼之有黏性。流苏石斛等呈长圆柱形，长20～150厘米，直径0.4～1.2厘米，节明显，节间长2～6厘米。表面黄色至暗黄色，有深纵槽。质疏松，断面平坦或呈纤维性。味淡或微苦，嚼之有黏性。

产地 分布于中国安徽南部大别山区（霍山）、中国台湾、湖北、中国香港、海南、广西、四川等地。

药食小典故

韩愈的救命草： 公元819年，吏部侍郎韩愈因反对迎佛骨之事被贬潮州，家眷也被赶出长安。在将到潮州府时，他因水土不服而染虚热之症，表现为身体疲乏，头晕眼花，咳嗽少痰、失眠、小便赤黄等一系列症状。在生命垂危之际，他服用了当地生长的霍山石斛后痊愈，而他 12 岁的小女儿因未及时服用而死。因此，他悲怆而愤怒地写下了"一封朝奏九重天，夕贬潮阳路八千"的诗句。

乾隆的长寿方：乾隆皇帝 25 岁登基，在位 60 年，实际掌握中国最高权力长达 63 年，是中国历史上执政时间最长、年寿最高的皇帝。宫中养生品很多，但乾隆独爱用铁皮石斛滋阴养生，炖汤、喝酒、喝茶、大宴群臣，他都必用铁皮石斛。"人，阴常不足，阳常有余；阴虚难治，阳虚易补"这句话对乾隆影响很大。乾隆在 80 岁寿宴上，用石斛炖汤宴请了 2 000 多名百岁以上老人，以希望他们更加长寿。

药用价值

【四气五味】气微寒，味甘。

【归经】归胃、肾经。

【功效】益胃生津，滋阴清热

【主治】热病伤津，口干烦渴，胃阴不足，食少干呕，病后虚弱不退，阴虚火旺，骨蒸痨热，母暗不明，筋骨萎软。

【用法用量】煎服，6 ～ 12 克；鲜品 15 ～ 30 克。

【注意事项】

（1）阳虚、寒温之体，症见形体畏寒怕冷、胃脘冷痛、大便溏薄、舌质淡白、苔白腻，脉细无力禁服。

（2）症见口中黏腻，口苦、舌质红、苔黄腻而厚者禁服。

（3）感冒表症未解者慎服。

（4）热病早期阴未伤者，湿温病未化燥者，脾胃虚寒者禁服。

【药用附方】

（1）石斛苁蓉散：补肾气。肉苁蓉（一两半），石斛、五味子、黄芪、丹参、牛膝、附子、当归、人参、杜仲、沉香、茯苓、石南、枳实、熟地黄（各半两），桂、磁石（各二两），上为粗末，每服三钱，羊腰子汁一盏半煎，至八分去滓温服。(《鸡峰普济方》)

（2）侧子石斛煎：治脚膝屈伸不得。石斛、牛膝（各十两），茯苓（五两），天雄、侧子（各四两），狗脊、桂心、生姜（各三两），上为细末，炼蜜和丸如梧子大，每服三十丸，酒下。（《鸡峰普济方》）

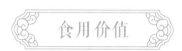
食用价值

益胃生津： 现代医学实验证实，铁皮石斛对脾胃病中常见的致病菌幽门螺杆菌有较好的抑制作用，对于萎缩性胃炎、浅表性胃炎、十二指肠溃疡等具有缓解作用。

补虚强壮： 人到中年以后，阴津开始衰弱，筋骨功能逐渐减退，铁皮石斛能够滋养阴液、润滑关节，从而达到强筋健骨、流利关节、增强抗风湿的效果；现代药理研究还表明，铁皮石斛能提高应激能力，具有良好的抗疲劳、耐缺氧作用。

减肥降脂： 石斛可促进循环、扩张血管、降低血胆固醇和三酰甘油，进而起到一定的控制体重作用。

养肝明目： 历代医家都认为铁皮石斛具有滋养肝阴的作用，现代药理学研究证实：石斛对防治老年白内障和保护少儿视力有明显效果。

提高免疫： 《神农本草经》中将铁皮石斛列为具有"轻身延年"作用的圣药。现代药理学研究证实，铁皮石斛含有多种微量元素，对于人体的健康长寿有着密切的关系。铁皮石斛中的部分成分还具有较强的抗肿瘤活性，能改善肿瘤患者的症状，减轻放、化疗的不良反应，增强免疫力，提高生存质量，延长生存时间。

美容养颜： 人到中年后，由于体内的阴液日益减少，皮肤老化加速，使之变黑或变皱。铁皮石斛含有的黏液质，对人体皮肤有滋润营养作用。

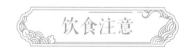
饮食注意

服用石斛过多易导致腹泻。过量摄入石斛碱可能会抑制心跳和呼吸；食用石斛期间不能食用萝卜、绿豆，会降低功效。身体虚弱无火或是有实热证、腹胀者，不能使用石斛。感冒时不宜过早使用石斛，会造成邪气排解不出。石斛能助湿邪，所以湿温未化燥者不宜使用。孕妇使用石斛之前，应咨询医生意见。

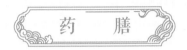

1. 石斛杞菊汤

【配料与制作】取石斛、枸杞子、女贞子各 15 克，菊花 10 克，煎汤饮用。

【功效主治】补益肝肾、清热明目。适用于热病后期，阴亏虚热者。

2. 白芍石斛瘦肉汤

【配料与制作】取猪瘦肉 250 克，白芍 12 克，石斛 12 克，红枣 4 枚备用。猪瘦肉切块，白芍、石斛、红枣（去核）洗净。一齐放入锅内，加清水适量，武火煎沸后，文火煮 1～2 小时，调味即成。

【功效主治】滋阴养胃，缓急止痛。适用于阴亏有热型慢性胃炎者。

3. 石斛炖雪梨

【配料与制作】取雪梨 1 个，冰糖适量，陈皮 1 克，鲜石斛 5 克备用。雪梨去皮去核后，切成小块；陈皮清洗后剪碎；石斛洗净。加入纯净水，隔水炖 1 小时以上，或中火煲半小时以上，加入适量冰糖调味即可。

【功效主治】养阴，清热，生津。适用于肝肾阴虚、津少口干等症状。

灵 芝

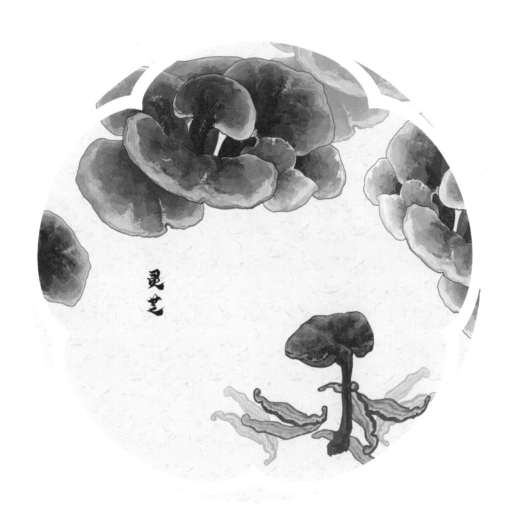

灵芝

灵芝别名林中灵、琼珍等，为多孔菌科真菌赤芝［*Ganoderma lucidum*（*Leyss.exFr.*）*Karst*］或紫芝（*Ganoderma sinense Zhao*，*Xu et Zhang*）的干燥子实体。全年采收，阴干或者低温烘干。其药用在我国已有 2 000 多年的历史，被历代医药家视为滋补强壮、扶正固本的神奇珍品。

性状　赤芝外形呈伞状，菌盖肾形、半圆形或近圆形，直径 10 ～ 18 厘米，厚 1 ～ 2 厘米。皮壳坚硬，黄褐色至红褐色，有光泽，具环状棱纹和辐射状皱纹，边缘薄而平截，常稍内卷。菌肉白色至淡棕色。菌柄圆柱形，侧生，少偏生，长 7 ～ 15 厘米，直径 1 ～ 3.5 厘米，红褐色至紫褐色，光亮。孢子细小，黄褐色。气微香，味苦涩。紫芝皮壳紫黑色，有漆样光泽。菌肉锈褐色。菌柄长 17 ～ 23 厘米。栽培品子实体较粗壮、肥厚，直径 12 ～ 22 厘米，厚 1.5 ～ 4 厘米。皮壳外常被有大量粉尘样的黄褐色孢子。

产地　分布于中国浙江、安徽、山东等地。

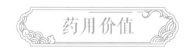

药食小典故

灵芝的由来：灵芝的记述始见于《山海经》。《山海经·中次七经》记述："又东二百里，曰姑媱之山。帝女死焉，化为媱草，其叶胥成，服之媚于人。"意思是说，再往东二百里，有座姑媱山，天帝（炎帝）的女儿瑶姬死后葬于此，并化作了草，叶子一层一层相互重叠，女子服用后就能变得妩媚讨人喜爱。

灵芝与"麻姑献寿"：麻姑献寿是中国流传很广的神话传说。相传麻姑是位朴实而美丽的民间女子，她死后成为仙女，住在蓬莱仙岛。每年德高望重的西王母过生日时，麻姑都要用灵芝草酿成仙酒献给西王母做寿礼，麻姑也由此被西王母封为"女寿仙"。

药用价值

【**四气五味**】气平，味甘。

【**归经**】归心、肺、肝、肾经。

【**功效**】补气安神、止咳平喘。

【**主治**】心神不宁，失眠心悸，肺虚咳喘，虚劳短气，不思饮食。

【**用法用量**】煎服，6～12克。

【**注意事项**】体力太过于虚弱者慎服；阴虚火旺者及孕妇慎服。

【**药用附方**】

（1）神仙服灵芝法：上取石上灵芝。一寸八寸八九节者。十斤曝干。捣末蒸一复时。又曝令干。更捣万杵。炼蜜和丸。如梧桐子大。每旦及晚。以酒下二十丸。十日身轻。二十日一切病止。三十日身如白玉。升度山林。日行千里之外。神秘勿示凡鄙。（《太平圣惠方》）

（2）灵芝丸：治脾肾气虚，添补骨髓，通利耳目。苍术（一斤，用米泔水浸，春夏五日，秋冬七日，逐日换水，候日足，用竹刀刮去黑皮晒干）上于木臼内捣为细末，枣肉和丸，如梧桐子大，每服三十丸，加至五十丸，食前用枣汤送下。（《奇效良方》）

食用价值

提高免疫：灵芝富含的灵芝多糖，能提高机体免疫力，提高机体耐缺氧能力，消除自由基，提高肝脏、骨髓、血液 DNA、RNA 和蛋白质的代谢能力，起到增强人体免疫力的功效。

延缓衰老：灵芝中含有的多糖、多肽等能促进细胞核内 DNA 合成能力，可增加细胞分裂，调节代谢平衡，促进核酸和蛋白质的合成。此外，灵芝多糖具有类超氧化物歧化酶（SOD）活性，能够清除机体氧化产生的自由基，延缓细胞的衰老。

安神助眠：灵芝中的三萜类物质可抑制组织胺释放，抗过敏，有止痛、镇静的功效。此外，灵芝中含有的维生素 B_5 能够维持及控制肾上腺的正常功能，舒缓压力，调节神经系统，维持健康的精神状态，预防疲劳、头痛、失眠及神经衰弱。所以，灵芝对于中枢神经系统有较强的调节作用，具有镇静安神的功效，对于神经衰弱及失眠有良好的治疗效果。

美容养颜：灵芝中的有机酸能促进微血管的流通，促进新陈代谢，迅速缓解疲劳，有助去斑、防止色素沉着。另外，灵芝中所含的超氧化物歧化酶能降低细胞的损坏率，恢复细胞活力，清除体内的自由基，延缓衰老。

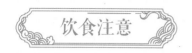
感冒伤寒者不宜服灵芝，感冒之后身体较为虚弱，各项器官的功能减弱，此时不宜大补，食用灵芝可能会加重感冒，导致病情反复不利于康复。虚火过旺者不宜服灵芝。体内虚火过旺，容易口干怕热，灵芝因其大补，会加重虚火过旺的症状。大出血者不宜服灵芝。手术前后 1 周内，正在大出血的患者、以及孕产妇不宜服灵芝，灵芝会加速血液流动，增大出血量，诱发或增加出血风险。因此上述人群不宜服用灵芝。

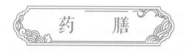
药　　膳

1. 糯米灵芝粥

【配料与制作】取糯米、灵芝各 50 克，小麦 60 克，白砂糖 30 克备用。将糯米、小麦、灵芝洗净。将灵芝切成块，用纱布包好。将糯米、小麦、灵芝放入砂锅内，加水 1 碗半。用文火煮至糯米、小麦熟透，加入白糖即可。

【功效主治】养心，益肾，补虚。对脾胃虚寒、食欲不佳、腹胀腹泻有缓解作用。

2. 灵芝清补汤

【配料与制作】取灵芝 15 克，红枣、党参各 23 克，枸杞子 24 克，人参须 15 克，猪排骨 300 克。盐适量备用。将灵芝等药材浸入 6 000 毫升水中约 10 分钟（用布袋装好，扎口），再加入排骨，文火煮 3 小时。捞除布袋，再加盐调味，每日服一次，每次服 250 ～ 300 毫升，吃肉喝汤。

【功效主治】健脾安神，益肾养肝。适用于食欲不振、体虚乏力者。

3. 灵芝银耳羹

【配料与制作】取灵芝 5 克，银耳 10 克，冰糖 15 克备用。将灵芝、银耳用清水漂洗干净，银耳泡发浸透，再将两者切成碎片，置于热水瓶中，冲入适量沸水，加盖焖一夜，次日晨加入冰糖，烊化后即可。分早、中、晚服用。

【功效主治】滋阴润肺、止咳祛痰、安神益智。适用于口干、咳嗽、失眠、多梦、健忘等症状。

红景天

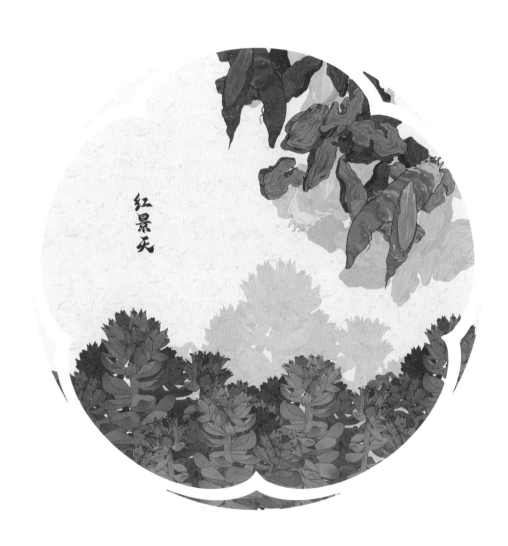

红景天

红景天别名狮子七、涩疙瘩等，为景天科植物大花红景天［*Rhodiola crenulata*（*Hook. f. et Thoms.*）*H. Ohba*］的干燥根和根茎。秋季花茎凋枯后采挖，除去粗皮，洗净，晒干。

性状 本品根茎呈圆柱形，粗短，略弯曲，少数有分枝，长 5～20 厘米，直径 2.9～4.5 厘米。表面棕色或褐色，粗糙有褶皱，剥开外表皮有一层膜质黄色表皮且具粉红色花纹；宿存部分老花茎，花茎基部被三角形或卵形膜质鳞片；节间不规则，断面粉红色至紫红色，有一环纹，质轻，疏松。主根呈圆柱形，粗短，长约 20 厘米，上部直径约 1.5 厘米，侧根长 10～30 厘米；断面橙红色或紫红色，有时具裂隙。气芳香，味微苦涩、后甜。

产地 分布于中国西藏、新疆等地。

药食小典故

红景天与康熙： 相传清朝康熙年间，我国西部边陲地区少数分裂分子举兵叛乱，康熙大帝御驾亲征。岂料将士西出阳关，刚抵达西北高原，一下子很难适应高山的缺氧环境，不少人便出现了心慌气短、恶心呕吐、茶饭不思等现象，战斗力也因此大大减弱。康熙正一筹莫展时，恰好当地藏胞献来红景天药酒，士兵及时服用后，高原反应竟神奇般地消失了。于是士气大振，一鼓作气把叛乱分子打得溃不成军。康熙大喜过望，将红景天称为"仙赐草"，并把它钦定为御用贡品。

药用价值

【**四气五味**】气平，味甘、苦。

【**归经**】归肺、心经。

【**功效**】益气活血，通脉平喘。

【**主治**】气虚血瘀，胸痹心痛，中风偏瘫，倦怠气喘。

【**用法用量**】煎服，3～6 克。

【**注意事项**】孕妇及儿童慎用。

【药用附方】

（1）资生消瘤饮：生黄芪30克，熟地黄15克，三棱10克，莪术10克，藤梨根30克，壁虎10克，红豆杉5克，红景天10克，半枝莲30克，炙甘草3克。每日1剂，水煎，早晚分服。功效：补益脾肾，祛瘀解毒。主治：胃癌（脾肾不足、毒瘀阻络证）。（《江苏中医药》）

（2）固本通脉汤：制黄精20克，枸杞子15克，生地黄12克，红景天20克，三七粉5克，川芎10克，地龙10克，葛根20克，荷叶20克。每日1剂，水煎，分2次服。功效：益气养阴，化瘀降浊，清热通络。主治：代谢综合征、心脑血管病（气阴两虚、瘀热阻络证）。（《江苏中医药》）

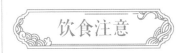
食用价值

养心安神：红景天苷能短时间显著降低大鼠左室舒张末期室内压和血压，降低心脏的前后负荷，改善心脏功能。红景天乙醇提取液能对抗东莨菪碱引起的小鼠记忆障碍，明显改善乙醇所致记忆再现障碍。红景天苷能增强脑干网状系统的兴奋性，激发皮层下主要结构的自发电位活动，增强对光电刺激应激反应的电位改变。

提高免疫：红景天多糖能降低正常小鼠外周血血红蛋白（Hb）含量，对免疫低下小鼠则有升高作用，对小鼠外周血白细胞及胸腺重量无明显影响，可促进正常小鼠脾淋巴细胞转化反应及自然杀伤（NK）细胞杀伤活性，同时又可逆转免疫受抑小鼠的上述指标。

补虚强壮：它能迅速提高血红蛋白与氧的结合能力，提高血氧饱和度，降低机体的耗氧量，增加运动耐力，恢复运动后疲劳。

美容养颜：红景天能显著提高机体超氧化物歧化酶（SOD）的活性，清除自由基，抑制过氧化脂质生成，从而达到美容养颜，保护肤色正常的作用。

饮食注意

孕妇和儿童慎用红景天。它能够通过胎盘和大脑屏障影响生长发育。红景天泡水时候不添加其他茶叶，因为茶里面的鞣酸物质会降低红景天的功效。红景天的某些成分会刺激咽喉，容易引起咽喉痉挛，所以当感冒发烧或咳嗽时不能服用红景天。红景天药性偏燥，因此不能过多服用，一般每天服用 3 ～ 10 克就够了，过量会增加身体器官组织的负担，诱发其他不良后果。

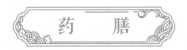

药　膳

1. 枣圆景天饮

【配料与制作】取红景天 15 克，桂圆肉 10 克，红枣 3 枚备用。将红景天洗净，用清水浸泡半小时。红枣去核。取出桂圆肉。红景天连同浸泡水倒入砂锅中，再加入适量清水。置火上大火煮沸后转小火，煮 20 分钟。加入红枣及桂圆肉，再煮 5 ～ 10 分钟，即可倒出饮用。

【功效主治】益气，活血，通脉。适用于心脑血管病者。

2. 景天芪枣瘦肉汤

【配料与制作】取红景天 10 克，黄芪 15 克，莲子肉 10 克，大枣 5 枚，瘦肉 300 克备用；瘦肉洗净切块，与洗净的其他食材一齐放入砂锅，加适量清水，用大火煮开后，转小火慢慢熬煮 1 小时，加盐调味即可。

【功效主治】补气养心、养血安神。适用于体虚、失眠者。

3. 红景天粥

【配料与制作】红景天、党参各 15 克，大米 100 克，白砂糖适量。将红景天、党参择净，放入药罐中，加冷水适量，浸泡 10 分钟后水煎取汁，放入大米，熬煮成粥，调入白砂糖服食。

【功效主治】养生、抗老、防衰。适用于养生人群。

绞股蓝

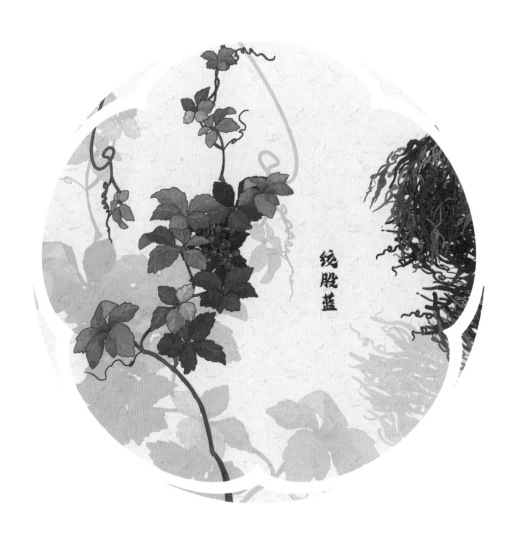

绞股蓝

绞股蓝别名七叶胆、五叶参、七叶参、小苦药等，为葫芦科植物绞股蓝［*Gynostemmapentaphllam（Thunb.）Makino*］的根茎或全草。秋季采收除去杂质晒干。秋季花茎凋枯后采挖，洗净，晒干。

性状 本品为干燥皱缩的全草，茎纤细灰棕色或暗棕色，表面具纵沟纹，被稀疏毛茸，润湿展开后，叶为复叶，小叶膜质，通常 5～7 枚，少数 9 枚，叶柄长 2～4 厘米，被糙毛；侧生小叶卵状长圆形或长圆形披针形，中央 1 枚较大，长 4～12 厘米，宽 1～35 厘米；先端渐尖，基部楔形，两面被粗毛，叶缘有锯齿，齿尖具芒。常可见到果实，圆球形，直径约 5 毫米。果梗长 3～5 毫米。味苦，具有草腥味。

产地 分布于中国湖南和广西等地。

药食小典故

北有长白参，南有绞股蓝： 绞股蓝的应用最早见于公元 1406 年明朝朱橚编著的《救荒本草》，书中记述为："采叶炸熟，水浸去邪涎沫，淘洗净，油盐调食。"朱橚，明太祖朱元璋第五子，自幼好学，能辞善赋。明朝初期，庶草荒芜，民不聊生。朱橚考核可救饥馑的野生植物 414 种，证实其花实根干皮叶之可食者，分草、木、谷、果、菜五部，逐一绘图说明，取名《救荒本草》，以备荒年充饥之用。该书在食疗与营养学方面有着相当大的贡献。被后人誉为"南方人参"的绞股蓝，首次被收录在此书中。民间有句俚语"北有长白参，南有绞股蓝"，说明绞股蓝与人参功效相仿。常将其加红糖水煎服，具有一定的抗疲劳、促睡眠、提高记忆力的作用。作为药食同源的保健品，其开发前景十分可观。

药用价值

【四气五味】气凉，味微甘。

【归经】归肺、脾、肾经。

【功效】益气健脾，化痰止咳，清热解毒。

【主治】气虚乏力，气津两虚；痰热咳喘，燥痰劳嗽；热毒疮痛，癌肿。

【用法用量】煎服，9～15克。

【注意事项】绞股蓝性凉，凡是体寒、肠胃不好之人、孕妇、小孩均不宜服用。

【药用附方】

参灵丸：绞股蓝、参三七、灵芝、川贝母等十一味中药组成。清热解毒，消肿止痛，化痰止咳，明目安神。用于肺癌、肺结核、淋巴结核、气管炎、瘰疬等症。(《中医辞典》)

食用价值

减肥降脂：绞股蓝茶具有显著降低胆固醇、三酰甘油、低密度脂蛋白，升高高密度脂蛋白、保护血管内壁细胞，阻止脂质在血管壁沉积，抗动脉硬化的作用。

安神助眠：绞股蓝能调节大脑皮质兴奋和抑制反应的平衡，对中枢神经系统有双向调节作用，具有镇静、催眠、抗紧张、解疲劳、增强记忆力的功效。

延缓衰老：绞股蓝能延长细胞繁殖传代的代数、使人体皮肤细胞再生次数由22代增至27代，延长细胞寿命22.7%；能增高超氧化物歧化酶的活性和耐力，抑制脂褐质（一种导致人体衰老的物质）的形成，还具有乌发、生发、美肤的效果。

饮食注意

绞股蓝性凉，怀孕期间以及月经期间的女性不适合服用绞股蓝。青少年应少饮绞股蓝泡茶，易影响铁吸收，对生长发育不利。对本品敏感者忌服，如用后出现恶心、腹泻或头晕、耳鸣等的人群。服药后出现不良反应者，应立即停用，反应严重者需就医。绞股蓝泡水要用开水泡，叶和水的比例为1：60～1：70。绞股蓝茶不用洗茶，非要洗茶的话最好用冷水洗。绞股蓝茶要至少泡4次，次数少了不能充分利用有效物质。绞股蓝茶是凉性的，不建议和凉性的东西一起喝，比如菊花、决明子、荷叶等。绞股蓝茶要现泡现喝，不能隔夜。

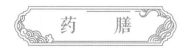

药 膳

1. 绞股蓝交藤饮

【配料与制作】取绞股蓝 10 克，夜交藤 15 克，麦冬 12 克备用。煎水，或沸水浸泡饮。

【功效主治】益气养阴，清心安神。适用于失眠、多梦者。

2. 绞股蓝燕麦粥

【配料与制作】取绞股蓝 15 克，燕麦片 100 克，枸杞子数颗备用。绞股蓝拣去杂质洗净，晒干为末，待用；烧一锅水，水开后放入燕麦片；煮开后把绞股蓝作为佐料拌匀，改用小火持续煨煮 10 分钟，撒上枸杞子。

【功效主治】降糖减脂。适用于代谢障碍人群。

3. 绞股蓝拌粉皮

【配料与制作】取绞股蓝鲜嫩茎叶 250 克，粉皮 50 克，熟芝麻 25 克。绞股蓝鲜嫩茎叶洗净，用滚盐水焯至断生，凉水浸洗，控水切段。粉皮用滚水泡发，过凉水，控水切段。加蒜蓉、熟芝麻、精盐、醋、味精、香油拌匀后食用。

【功效主治】防癌、美容。

黑芝麻

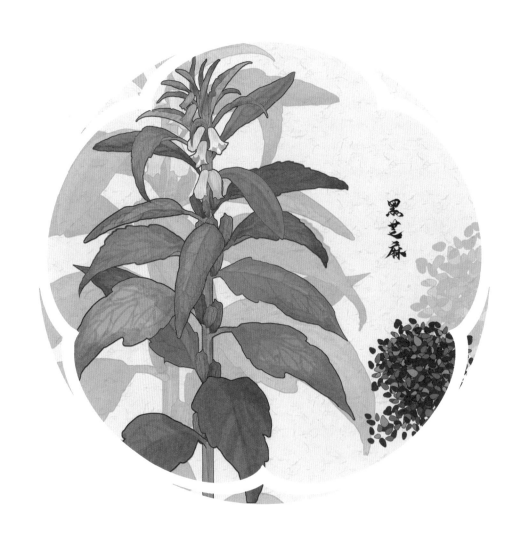

黑芝麻

黑芝麻别名胡麻、油麻、巨胜、脂麻等，为胡麻科、胡麻属植物脂麻（*Sesamum indicum L.*）的干燥成熟种子。除去杂质，洗净，晒干。用时捣碎。取净黑芝麻，照清炒法炒至有爆声。用时捣碎。秋季果实成熟时采割植株，晒干，打下种子，除去杂质，再晒干。

性状 本品呈扁卵圆形，长约 3 毫米，宽约 2 毫米。表面黑色，平滑或有网状皱纹。尖端有棕色点状种脐。种皮薄，子叶二，白色，富油性。气微，味甘，有油香气。

产地 分布于中国安徽、湖北、贵州、云南、广西、四川等地。

药食小典故

芝麻的来历： 芝麻何时传入中国，目前说法很多。但多数人的观点是，芝麻是随着张骞出使西域的团队带回国的，所以它也有个名字叫胡麻。最早的吃法还比较简单，只是在制作胡饼的时候，把芝麻敷在上面。到了东汉，《太平广记》中的《神仙记》记载，"遇二女邀至家，食以胡麻饭"。可见东汉时期，人们已经把芝麻改造为饭食了。到晋朝芝麻油就诞生了，《太平广记》这样形容芝麻油："有云水麻，实冷而光，宜为油泽。"到了后赵，建立者石勒特别忌讳"胡"字，于是胡麻改成叫芝麻，胡饼改成了麻饼。

药用价值

【四气五味】气平，味甘。

【归经】归肝、肾、大肠经。

【功效】补肝肾，益精血，润肠燥。

【主治】头晕眼花，耳鸣耳聋，须发早白，病后脱发，肠燥便秘。

【用法用量】煎服，9～15 克；或入丸、散。外用：适量，煎水洗浴或捣敷。

【注意事项】溏泄者慎用。

【药用附方】

（1）胡麻散：治脾、肺风毒攻冲，遍身皮肤瘙痒，或生疮疥，或生瘾疹，用手搔时，浸淫成疮，久而不瘥，愈而复作；面上游风，或如虫行；紫癜、白癜、顽麻等风；或肾脏风攻注，脚膝生疮，并宜服之。胡麻（十二两），荆芥、苦参（各八两），何首乌（洗、焙，十两），甘草（炙）、威灵仙（各六两）。上为细末。每服二钱，薄荷茶点，食后服，或酒调蜜汤点亦得。服此药后，频频洗浴，贵得汗出而立效。（《太平惠民和剂局方》）

（2）胡麻丸：治大风。天麻、白附子（炮）、人参、细辛、川芎、定风草、荛贼、穿山甲（黄土炒黄色）、丹参、升麻玄参、何首乌（酒浸）、紫参、蔓荆子、威灵仙、防风（以上各一两），全蝎蛸（一对）。上为细末。每用二两，用胡麻一斤，炒香为末，拌匀入蜜和丸，都分为九十丸。每服一丸，细嚼，温浆水下，日进三服，不拘时候。淡白粥服一百二十日，再不，再发次服。（《御药院方》）

食用价值

补肾壮阳：黑芝麻中富含维生素 E，而维生素 E 除了具有抗氧化作用外，还对人体的生育功能有促进作用，对男性可以使精子数量生成增加、精子活力增强，对于女性能够使雌性激素浓度提高，因此又称"生育酚"。黑芝麻还富含镁元素，镁元素可以提高精子的活力，增强男性生育能力，因此，又称为男性的"保健素"。

乌发防脱：黑色入肾，因此黑芝麻具有补肾的效果，黑芝麻还能养血、益血乌发，可缓解和改善肾气不足所致的虚损病。

减肥降脂：黑芝麻中含有大量的不饱和脂肪酸，能有效降低血脂，消除血管中堆积的胆固醇，维护血管健康，控制体重。

润肠通便：黑芝麻有通便的作用，可以用来治疗便秘，便秘患者可以适当服用黑芝麻。

饮食注意

上火的人不宜服用黑芝麻。有口舌生疮、牙龈肿痛等症状的患者内火较旺，而黑芝麻属于热性食物，如果服用黑芝麻，可能会导致火气更加旺盛，尤其是炒过的黑芝麻，燥热性较强，所以火气旺盛的患者尽量吃一些清热的食物，不要吃黑芝麻。患有慢性肠炎和经常腹泻的人不宜服用黑芝麻。黑芝麻含有丰富的油脂，具有润滑肠道的效果。便秘的人可以有效使用，但是对于慢性肠炎腹泻的人，吃了会加重肠炎腹泻，得不偿失。患有乳腺疾病的人不宜服用黑芝麻。黑芝麻中含有丰富的维生素 E，而患有乳腺疾病，如乳腺增生、乳腺结节、乳腺囊肿的患者不能摄入太多的维生素 E，否则会导致病情加重。

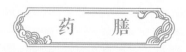

药　膳

1. 芝麻桃仁粥

【配料与制作】取黑芝麻、核桃仁各 6 克，冰糖 20 克，大米 100 克备用。将黑芝麻放入炒锅，用文火炒香；核桃仁洗净，去杂质；大米淘洗干净；冰糖打碎。将大米放入锅内，加水置武火上烧沸，再用文火熬煮，至八成熟时，放入核桃仁、黑芝麻、冰糖，搅匀，继续煮至粥熟即成。每日 1 次，每次吃粥100 克。

【功效主治】补肝肾，益五脏，壮筋骨，祛瘀血。适用于血虚津枯、肠燥便秘等症状。

2. 芝麻兔

【配料与制作】取兔肉 500 克，黑芝麻 30 克，葱 15 克，姜 10 克，味精 2 克，盐 3 克，花椒 2 克，香油 2 克，卤汁 500 克备用。将兔肉去净皮、爪、内脏，洗净；将兔肉放入锅内，焯去血水，撇沫；放入葱节、姜片、花椒等；将兔肉煮熟捞出，稍凉；再放入卤叶锅内，用文火卤制 1 小时捞出晾凉；剁成2 厘米左右的方块，装盘。将黑芝麻淘洗干净，放锅内炒香；在碗内放味精、麻油调匀；边搅边将黑芝麻放入，然后浇在兔肉上即成。

【功效主治】养血润燥，益气补中。适用于血虚、体弱者。

3. 黑芝麻膏

【配料与制作】取黑芝麻 250 克，生姜汁、蜂蜜、冰糖各 100 克备用。黑芝麻研成糊状，放姜汁、蜂蜜、冰糖拌匀，隔水炖 2 小时。每次含服 1 匙，每日 3 次。

【功效主治】润肺胃，补肝肾。适用于须发早白、头晕眼花等症状。

药
食
本
草

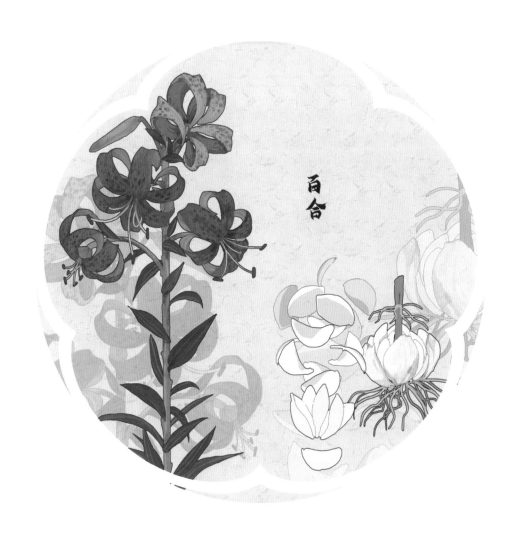

百合

百合别名强蜀、番韭、山丹、倒仙、夜合花等，为百合科植物卷丹（*Lilium lancifolium Thunb*）、百合（*Lilium brownii F.E.Brown var. viridulum Baker*）或细叶百合（*Lilium pumilum DC.*）的干燥肉质鳞叶。秋季采挖，洗净，剥取鳞叶，置沸水中略烫，干燥。鳞茎含丰富淀粉，可食，亦作药用。

性状 本品呈长椭圆形，长 2～5 厘米，宽 1～2 厘米，中部厚 1.3～4 毫米。表面黄白色至淡棕黄色，有的微带紫色，有数条纵直平行的白色维管束。顶端稍尖，基部较宽，边缘薄，微波状，略向内弯曲。质硬而脆，断面较平坦，角质样。气微，味微苦。

产地 分布于中国广东、广西、湖南、湖北、江西、安徽、福建、浙江、四川、云南、贵州、陕西、甘肃和河南等地。

药食小典故

美好寓意的植物： 相传很久以前，东海沿岸一带海盗蛮横强夺。有一天，凶悍的海盗将东海附近的一个小渔村里的所有妇女儿童老人强行掳到了一座小孤岛上，并掠走了所有的食物。他们在小孤岛上没有任何逃生的方法，只好在孤岛上一边生存一边寻找求生的办法。岛上没有可以吃的食物，他们只好到处寻觅野菜充饥。时间一天天过去了，不知不觉中他们发现了一种神奇的食物，吃起来味道还挺好，而且吃过之后不仅能饱腹，女人的面色看起来珠圆玉润。第二年，有一位名医划着船来到了这个孤岛上采药，他很好奇这个岛上没有可吃的食物，为什么这些人却能生存下来，而且看上去气色都不错。岛上的人告诉了这位名医他们就是长期靠吃这种植物来充饥的。名医亲自品尝鉴别之后，认为此植物可以入药，也可以食用。后来，这些人全部都被这位名医解救回家，与家人团聚。当时，这种植物还没有名字，名医为了给这种植物命名，突然想到，这次被解救回来的人大约有一百多人和家里团聚了，不如就取名为：百合。意为一百多人合家团圆！后来，又被意为"百年好合"。

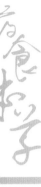

药用价值

【四气五味】气寒，味甘。

【归经】归心、肺经。

【功效】养阴润肺，清心安神。

【主治】阴虚燥咳，劳嗽咳血，虚烦惊悸，失眠多梦，精神恍惚。

【用法用量】煎服，6～12克，可煎汤，煎膏滋，入粥、饭、菜肴。

【注意事项】风寒咳嗽及中寒便溏者忌服。

【药用附方】

（1）治肺脏壅热烦闷：新百合四两，蜜半盏，和蒸令软，时时含一枣大，咽津。（《证类本草》圣惠方）

（2）治肺热咳嗽：桑白皮（二钱蜜炙），地骨皮（二钱），甘草（一钱）加桔梗、百合。（《临症验舌法》泻白散方）

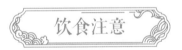

安神助眠： 鲜百合可入药，具有养心安神的功效，对病后虚弱的人非常有益。

润肺止咳： 百合还对秋季气候干燥而引起的多种季节性疾病有一定的防治作用。鲜百合可润肺止咳。

饮食注意

人在感冒期间吃百合对肾、白细胞、血小板等有一定的影响，所以不建议吃。脾胃虚寒的吃百合可能会出现拉肚子、胃痛等症状。

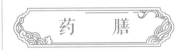

1. 百合猪肚汤

【配料和制作】猪肚1副，鲜百合50克，葱、姜适量。把洗净的猪肚放进开水里大火焯一下，加点料酒去除腥味焯好之后，再用清水洗去猪肚上德尔浮沫，然后把猪肚切成小条，再把葱切成段、姜切成片。把切好的猪肚条放入盛有开水的砂锅里，再放葱、姜，盖上盖大火煮开，之后小火煮30分钟，再把百合放进去煮30分钟，煮好之后开始调味，加点胡椒粉、盐、味精，搅拌即可。

【功效主治】扶正养阴，安神。适用于阴虚失眠者。有风寒感冒的时候不宜多吃，脾胃虚寒的患者要慎用。

2. 百合粥

【配料和制作】取百合50克，粳米50克，去尖杏仁10克，白糖适量。先将百合、杏仁、米分别淘洗干净，放入锅内，加水，用小火煨煮。等均熟烂时，加糖适量，即可食用。

【功效主治】肺燥咳嗽，干咳无痰。适用于咽喉炎与气管炎、慢性呼吸道疾病。

3. 百合绿豆汤

【配料和制作】百合9克，绿豆15克，同煮加糖食用。

【功效主治】宁心安神，美容养颜，润肺止咳，适用于咽喉炎者。

4. 百合炒芦笋

【配料和制作】芦笋150克，鲜百合60克，红椒块20克，盐3克，水淀粉10毫升，味精3克，料酒3毫升，芝麻油适量。芦笋洗净去皮、切断、焯水；百合洗净，掰成片。锅内放油烧热，下红椒块、芦笋、百合炒匀，淋入料酒，加盐、味精炒匀，水淀粉勾芡，淋上芝麻油即可。

【功效主治】滋阴降火，滋润大肠。适用于心脏病、高血压、便秘者。

5. 百合红豆甜汤

【配料和制作】红豆100克，百合12克，赤砂糖适量。红豆淘净，放入碗中，浸泡3小时后入锅，加水煮开，转小火煮至呈半开状。将百合剥瓣，修葺花瓣边的老、硬部分，洗净，加入锅中续煮5分钟，直至汤变黏稠为止。加赤砂糖调味，搅拌均匀即可。

【功效主治】益气补血，润肠通便，调节血糖，解毒抗癌，健美减肥。适用于热病后余热未清、虚烦、便秘者。

白扁豆

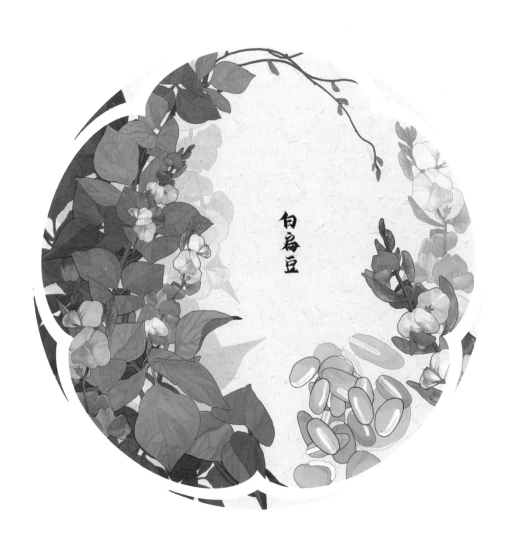

白扁豆别名藊豆、白藊豆、南扁豆等，为豆科植物扁豆（*Dolichos lablab L.*）的干燥成熟种子。秋、冬二季采收成熟果实，晒干，取出种子，再晒干。

性状 本品呈扁椭圆形或扁卵圆形，长 8 ～ 13 毫米，宽 6 ～ 9 毫米，厚约 7 毫米。表面淡黄白色或淡黄色，平滑，略有光泽，一侧边缘有隆起的白色眉状种阜。质坚硬。种皮薄而脆，子叶 2，肥厚，黄白色。气微，味淡，嚼之有豆腥气。

产地 分布于中国安徽、陕西、湖南、河南、浙江、山西等地。

药食小典故

宁可一日无肉，不可一日无豆： 清顺治四年（1647 年）张履祥早在《补农书》中就有记载"予旅归安，见居民水滨遍报柳条，下种白扁豆，绕柳条而上，秋冬斩伐柳条，可为制栲栳之用。每棵可收豆一升。"这段详细记载，是最早种植白扁豆的文字记录，记载中提到的"可为制栲栳之用"，说的就是钱家潭，因为当年只有钱家潭编制栲栳，也为白扁豆的原产地，提供了强有力的文字上的依据。钱家潭人有句谚语："宁可一日无肉，不可一日无豆。"说的就是白扁豆。

药用价值

【四气五味】气微温，味甘。

【归经】归脾、胃经。

【功效】健脾化湿，和中消暑。

【主治】脾胃虚弱，食欲不振，大便溏泻，白带过多，暑湿吐泻，胸闷腹胀。炒白扁豆健脾化湿，用于脾虚泄泻，白带过多。

【用法用量】煎汤，9 ～ 15 克；健脾止泻宜炒用。

【注意事项】不宜多食，以免壅气伤脾。

【药用附方】

（1）治暑气：香薷（一两），人参（去芦）、陈皮（汤泡去白）、白术、白茯苓、白扁豆（炒、去壳）、黄芪（去芦）、干木瓜、厚朴（姜汁制、炒黑色）、炙甘草（各半两）上为细末，每服二钱。不拘时，热汤或冷水调下。（《医灯续焰》十味香薷饮）

（2）治久泻痢，或大病后调理：人参、干山药、莲肉（去心）、白扁豆（去皮，姜汁浸，炒，各一斤半），於白术（二斤），桔梗（炒黄色）、砂仁、白茯苓（去皮）、薏苡仁、炙甘草（各一斤）。上为细末，每服二钱，米汤调下，或加姜枣煎服，或枣肉和丸，如桐子大。每服七十丸，空心米饮下。或炼蜜丸如弹子大，汤化下。（《医灯续焰》和剂参苓白术散）

食用价值

提高免疫： 白扁豆富含植物蛋白质，其蛋白质质量高于鸡蛋，能满足人体需要，特别适合素食者、患者和儿童。

益智补脑： 白扁豆中的矿物质具有调节中枢神经系统、增强记忆力和抗疲劳的作用。

补虚强壮： 白扁豆中的糖类（碳水化合物）可以提供人体必需的能量，有助于提高肌肉力量和耐力，帮助运动员恢复活动能力。

促进消化： 白扁豆中的膳食纤维可以促进肠胃蠕动，有助于消化和排毒，从而防止便秘和肠癌。

饮食注意

白扁豆里的凝集素，具有一定的毒性，经过煮熟加热后可以安全食用。但如果煮得不够彻底，就很可能会引起食物中毒，出现头痛、恶心、呕吐等症状。如果是体内气虚生寒（表现为腹胀、腹痛、面色发青、手脚冰凉），有这类症状的人都不适宜食用白扁豆。如果经常出现怕冷、身体打颤、关节酸痛、咳嗽且声音嘶哑的人群，也不宜食用白扁豆。白扁豆不能过量食用，否则会导致气滞，腹部胀痛。患有疟疾的人群也不宜食用白扁豆。

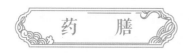 药　膳

1. 扁豆粟米粥

【配料和制作】白扁豆粒 30 克，粟米 100 克。把白扁豆粒去杂，洗净，研成粗末。把粟米淘净，入砂锅，加水，旺火煮开，加入白扁豆粗末，用小火煮烂即可。每天早、晚分食。

【功效主治】补中健脾，利湿化浊。适用于脾虚湿盛所导致的水肿，尿少和暑湿症。清热解毒、利湿止渴；适用于糖尿病、水肿、慢性肾炎、慢性肝炎、皮炎、疔疮疮肿有疗效。

2. 扁豆红枣粟米粥

【配料和制作】白扁豆粒 50 克，粟米 150 克，红枣 15 枚，红糖适量。将扁豆粒、红枣、粟米入锅，加水，旺火烧沸后改用小火煮成稀粥，加入红糖即可。每天早、晚分食。

【功效主治】健脾养血、清暑利湿；适用于暑热症、厌食症、慢性胃炎、胃窦炎、营养不良性水肿、糖尿病、高血压病者。

3. 扁豆木瓜饭

【配料和制作】白扁豆粒 50 克，木瓜 30 克。白扁豆粒用湿开水泡发。木瓜切片，与扁豆同入砂锅，加水浓煎 2 次，合并 2 次滤液，白扁豆及木瓜片留取。早、晚分 2 次饮汁液，湿热嚼食白扁豆、木瓜片。

【功效主治】健脾祛湿、解毒抗癌；适用于糖尿病、关节炎、风湿痛、胃癌、大肠癌、脾胃虚弱、肠炎、腹泻者。

龙眼肉

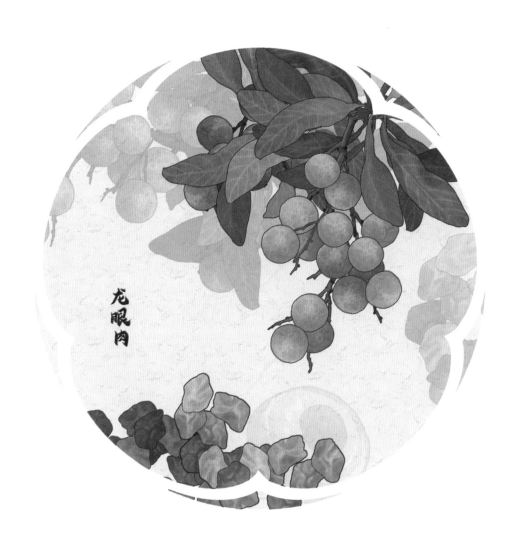

254

龙眼肉别名桂圆肉、龙眼、益智、蜜脾等，为无患子科植物龙眼（*Dimocarpus longan Lour*）的假种皮。夏、秋二季采收成熟果实，干燥，除去壳、核，晒至干爽不黏。有虎眼、石硤龙眼等三十多个品种。桂圆因其种圆黑光泽，种脐突起呈白色，看似传说中"龙"的眼睛，所以得名。

性状　本品为纵向破裂的不规则薄片，或呈囊状，长约1.5厘米，宽2～4厘米，厚约0.1厘米。棕黄色至棕褐色，半透明。外表面皱缩不平，内表面光亮而有细纵皱纹。薄片者质柔润，囊状者质稍硬。气微香，味甜。

产地　分布于中国福建、中国台湾、广东、广西、四川、贵州、云南等地。

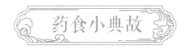

药食小典故

龙眼的传说： 相传在哪吒闹海那年，哪吒打死了东海龙王的三太子，还挖了龙眼。这时，正好有个叫海子的穷孩子生病，哪吒便把龙眼给他吃了。海子吃了龙眼之后病好了，长成彪形大汉，活了100多岁。海子死后，在他的坟上长出了一棵树，树上结满了像龙眼一样的果子。人们从来没有见过这种果子，谁也不敢吃。有位勇敢的穷孩子先摘吃了这种果子。穷孩子吃了这种果子后，身体变得越来越强壮。从此人们就把这种果称为"龙眼"。

药用价值

【**四气五味**】气平，味甘。

【**归经**】归心、脾经。

【**功效**】补益心脾，养血安神。

【**主治**】气血不足，心悸怔忡，健忘失眠，血虚萎黄。

【**用法用量**】煎服，9～15克。大剂量30～60克。

【**注意事项**】湿盛中满或有停饮、痰，火盛者忌服。

【药用附方】

（1）治因思气结、因忧抑郁，以致脾伤而心下痞闷：人参、白术、白茯苓、黄芪、龙眼肉、酸枣仁（各二钱），远志、当归（各一钱），木香、甘草（各五分），上加姜枣煎服。(《医灯续焰》归脾汤)

（2）治产后小便不利或短赤由于肾水真阴不足：人参、黄芪、炙甘草、干地黄、龙眼肉、当归，炮干姜。(《神农本草经疏》)

食用价值

补虚强壮： 龙眼富含蛋白质、维生素、矿物质和多种氨基酸，有补益作用，对病后需要调养及体质虚弱的人有辅助疗效。此外，龙眼肉中含有丰富的钙质，有助于强化骨骼，增强肌肉力量。

延缓衰老： 龙眼肉中含有丰富的维生素 C，有助于促进细胞再生。

安神补脑： 龙眼肉具有补养心脾，安神，治失眠、健忘、惊悸等功效。

饮食注意

上火发炎症状时不宜食用，怀孕后也不宜过多食用。购买时应注意与疯人果相鉴别，疯人果又叫龙荔，有毒，它的外壳较龙眼平滑，没有真桂圆的鳞斑状外壳，果肉黏手，不易剥离，也没有龙眼肉有韧性，仅有点儿带苦涩的甜味。龙眼作为水果宜鲜食，变味的果粒不要吃，儿童食用时应由家长看管，并且将其制成小块后再食用。

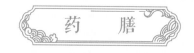

药　　膳

1. 龙眼枸杞汤

【配料和制作】龙眼肉 30 克，枸杞子 15 克，桑葚 15 克，用水同煎煮。服用时，可加适量白糖。

【功效主治】有养心、补肝、益肾之功效，适用于眼花、头晕、心悸等表现者。

2. 龙眼肉粥

【配料和制作】龙眼肉 20 克，远志（祛芯）10 克，红枣 5 枚（去核）、大米 150 克，冰糖 20 克，一同下锅煮粥。

【功效主治】养心健脾、益智补血之功效。适用于智力低下、反应缓慢、贫血、心悸、神经衰弱、健忘、水肿等表现者。

3. 桂圆鸡翅

【配料和制作】鸡翅膀 1 对，菜心 50 克，桂圆肉 20 克，红葡萄酒、花生油、白糖、酱油、盐、湿淀粉、姜、葱、高汤各适量。鸡翅膀洗净，用酱油、盐腌片刻；葱洗净切段；姜切片；菜心切整齐。将油倒入锅中烧热，放入鸡翅膀炸至呈金黄色时捞出，汤汁留下待用。锅内留少许油烧热，放入葱段、姜片，煸炒出香味，加高汤、红葡萄酒及鸡翅膀，放盐、白糖，将鸡翅膀烧至熟透，脱骨，码入盘中。将菜心、桂圆入锅烫熟，摆放在鸡翅的周围。将余下的葱用油煸出香味，把烧鸡翅的汤汁滤入，用湿淀粉勾芡，浇在鸡翅膀上即可。

【功效主治】益气养血，壮筋健骨，适用于产妇气血虚弱，乏力等症。

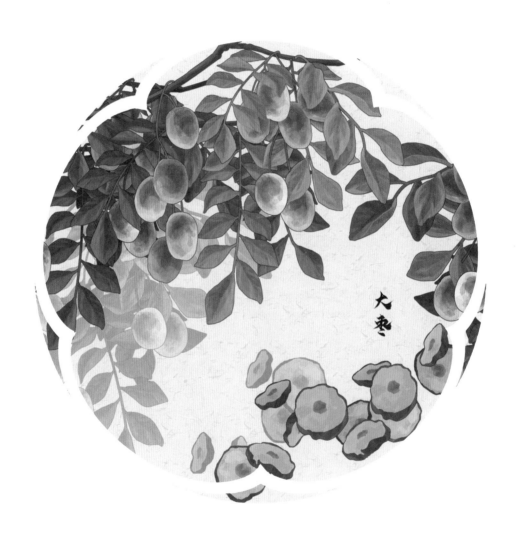

大枣别名红枣，为鼠李科枣属植物枣〔*Ziziphus jujuba Mill. var. inermis*（*Bunge*）*Rehd*〕的干燥成熟果实。秋季果实成熟时采收，晒干。

性状 本品呈椭圆形或球形，长 2 ～ 3.5 厘米，直径 1.5 ～ 2.5 厘米。表面暗红色，略带光泽，有不规则皱纹。基部凹陷，有短果梗。外果皮薄，中果皮棕黄色或淡褐色，肉质，柔软，富糖性而油润。果核纺锤形，两端锐尖，质坚硬。气微香，味甜。

产地 分布于中国河北、河南、山东、四川、贵州等地。

药食小典故

秦始皇与大枣： 传说秦始皇外出游猎，返回途中在一棵枣树下休息，这时御医端上了一碗人参鹿茸大补汤，秦始皇喝了一小口，感觉又苦又涩，不由心中火气上窜，举起药碗就要向御医头上泼去。这时，一阵秋风吹过，从树上掉下了一颗大枣，不偏不倚正好掉在了药碗中。秦始皇见状一愣，心想，枣自天降，此乃天意。于是转怒为喜，又喝了一口。这时，他明显感觉药汤的味道大变，喝完药后，觉得一股暖流在胸中涌动，大有开始返老还童之感。御医看在眼里，记在了心中。自此开始，每用补药，必定加枣。此方也很快流传了开来。

妇人与大枣汤： 宋代有一妇人，时常莫名其妙哭泣不止，祈祷备至，百医无效。后请许叔微用"大枣汤"，药到病除故有诗云"北园有枣树，布叶垂重荫。外虽绕棘刺，内实有赤心。"

药用价值

【四气五味】气平，味甘。

【归经】归脾、胃经。

【功效】补中益气，养血安神。

【主治】脾虚食少，乏力便溏，妇人脏躁。

【用法用量】煎服，3 ～ 6 克；或捣烂作丸。外用：煎水洗或烧存性研末调敷。

【注意事项】凡有湿痰、积滞，齿病、虫病者，均不相宜。

【药用附方】

（1）治脾胃湿寒、饮食减少、长作泄泻、完谷不化：白术四两，干姜二两。鸡内金二两，熟枣肉半斤。上药四味，白术、鸡内金皆用生者，每味各自轧细、焙熟，再将干姜轧细，共和枣肉，同捣如泥，作小饼，木炭火上炙干，空心时，当点心，细嚼咽之。（《医学衷中参西录》）

（2）治小肠气痛：大枣一枚去核，入斑蝥一个，去头翅，煨熟去斑蝥食之，白汤下。（《本草易读》）治妇人悲伤欲哭，数欠伸，如有神灵：大枣、小麦、甘草。（《本草易读》大枣汤）

（3）治妇人脏躁，喜悲伤，欲哭，数欠伸：大枣十枚，甘草三两，小麦一升。上三味，以水六升，煮取三升，温分三服。（《金匮要略》）

食用价值

提高免疫： 大枣被誉为"百果之王"，含有丰富的维生素 A、B 族维生素、维生素 C 等人体必需的多种维生素和 18 种氨基酸、矿物质。其中维生素 C 的含量竟高达葡萄、苹果的 70～80 倍，维生素 P 的含量也很高，有"天然维生素丸"之美称。

降压降脂： 大枣中含量颇高的维生素 C 和维生素 P 对防癌和预防高血压、高血脂都有一定作用。

美容养颜： 大枣对女性朋友具有特殊的养血安神、美容的作用，每天用 3～5 颗大枣泡水喝，具有养血美容的功效。

饮食注意

湿热内盛者、小儿疳积和寄生虫病儿童不建议食用。齿病疼痛、痰湿偏盛的人、腹部胀满者及舌苔厚腻者忌食。此外，糖尿病患者不宜多食；而且鲜枣不宜多吃，否则易生痰、助热、损齿。与大枣相克的食物有：蟹，易患寒热；葱、蒜，消化不良；胡萝卜，失去原有的营养价值；鱼，消化不良。

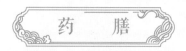

药　膳

1. 蜜饯姜枣龙眼

【配料和制作】龙眼肉 250 克，大枣 250 克，蜂蜜 250 克，姜汁适量。将龙眼肉、大枣洗净，放入锅内，加水适量，置武火上烧沸，改用文火煮至七成熟时，加入姜汁和蜂蜜，搅匀，煮熟。将龙眼肉、大枣药液起锅待冷，装入瓶内，封口即成。服用时，每次吃龙眼肉、大枣各 6～8 颗，每天 3 次。

【功效主治】健脾益胃，滋补心血。适用于脾虚、血亏所出现的食欲不振、面色萎黄、心悸怔忡等症。

2. 枣蒸饼

【配料和制作】面粉 500 克，红枣 500 克，白砂糖 250 克。面粉发酵，擀成面皮。红枣烧烂后去核加白砂糖，搅匀，并铺在两层面皮之间，上锅蒸熟后切成小块。

【功效主治】补中益气，养血安神。适用于体倦无力、食少便溏、血虚面黄等。

3. 生姜大枣粥

【配料和制作】粳米 250 克，大枣 5 个，生姜 4 块，盐适量。粳米淘洗干净；生姜去皮，切成薄片；大枣去核，对半切开备用。将粳米放入锅中，干炒一下，倒入适量水、大枣、生姜片。文火慢煮至粥熟，加少许盐调味即可。

【功效主治】滋补益气。适用于体虚无力、气血亏损者。

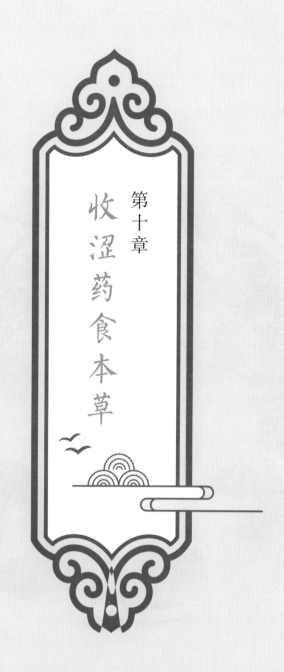

第十章

收涩药食本草

药
食
本
草

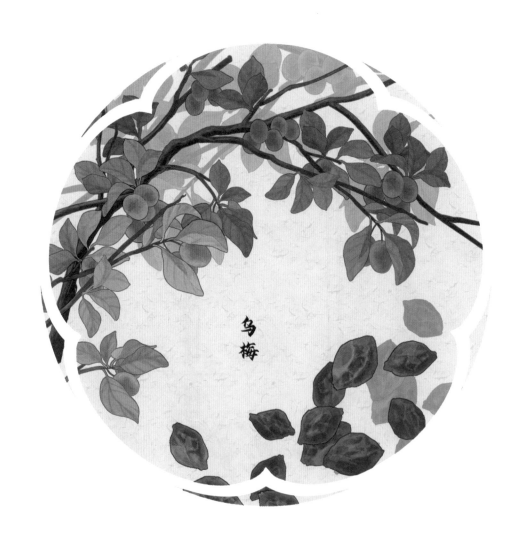

乌梅

乌梅别名酸梅、黄仔、合汉梅、干枝梅等，为蔷薇科植物梅［*Prunus mume（Sieb.）Sieb.etZucc*］的干燥近成熟果实。夏季果实近成熟时采收，低温烘干后闷至色变黑。

性状 本品呈类球形或扁球形，直径 1.5～3 厘米，表面乌黑色或棕黑色，皱缩不平，基部有圆形果梗痕。果核坚硬，椭圆形，棕黄色，表面有凹点；种子扁卵形，淡黄色。气微，味极酸。

产地 分布于中国四川、浙江、福建、湖南、贵州等地。

药食小典故

望梅止渴：《三国演义》中有一段描述：曹军行至途中，炎热似火，人人口渴，找不到水源。曹操生一计，大声叫道："前面有一大片梅林，梅子很多，甜酸可口，可以解渴。"士兵们听了，口水流出。大家加快了步伐，不久遇到了水源。《峨眉山志》记："山上梅子坡，白云禅师道行偶渴无水，望坡前有梅树，拟似累累梅实，可以回津，至其地无一梅树，而渴已止矣。"梅子甜酸可刺激液腺，提起梅子形成大脑的条件反射，口中生津，渴逐而止之。

药用价值

【四气五味】气平，味酸、涩。

【归经】归肝、脾、肺、大肠经。

【功效】敛肺，涩肠，生津，安蛔。

【主治】肺虚久咳，久泻久痢，虚热消渴，蛔厥呕吐腹痛。

【用法用量】入丸散或水煎服，6～12 克，大剂量时可用至 30 克，外用适量。捣烂或炒炭研末外敷。止血止泻宜炒炭用。

【注意事项】

（1）不宜多食久食。

（2）感冒发热、咳嗽多痰、胸膈痞闷之人忌食。

（3）菌痢、肠炎的初期忌食。

（4）妇女正常月经期以及怀孕妇人产前产后忌食之。

【药用附方】

（1）治痰盛：前胡、半夏（姜制）、茯苓（各二钱），陈皮、木香、紫苏、枳壳、甘草（各一钱），上作一服。水二钟，生姜三片，乌梅一个，煎一钟。食远服。（《医灯续焰》前胡半夏汤）

（2）治痰饮心痛：海蛤（烧为灰，研极细。过数日，火毒散，用之），栝蒌仁（带瓤同研）上以海蛤入栝蒌内，干湿得所为丸。每服五十丸。（《医灯续焰》丹溪海蛤丸）

食用价值

止泻止痛： 乌梅含有柠檬酸、苹果酸、琥珀酸、糖类、谷甾醇、维生素C等成分，能涩肠止泻痢，可用于脾虚久泻、久痢或大肠滑泻不止甚至脱肛不收，此外能安蛔止腹痛，又能活血止瘀痛。乌梅可软化骨刺，改善血液循环，减轻水肿而疗足跟痛。乌梅炒炭还可疗便血、崩漏属虚证者。

润肠通便： 乌梅性温，味酸涩，含儿茶酸能促进肠蠕动；乌梅里的苹果酸把适量的水分导引到大肠，形成粪便而排出体外，也防止食物在肠胃里腐化。因此，便秘之人宜食之。

缓解宿醉： 醉酒后可尝试喝一杯乌梅番茶。做法是用一个乌梅，泡在一杯温水里约5分钟，然后加入一茶匙番茶叶，慢慢地喝完。

生津止渴： 乌梅的酸味可刺激唾液分泌，生津止渴。

饮食注意

儿童不宜用乌梅泡水喝，儿童肠胃功能没有完全成熟，乌梅属于酸性食品，喝太多的乌梅水会导致腐蚀肠胃。女性在月经期以及分娩前后不宜饮用；感冒的患者不宜用乌梅泡水喝，尤其是伴有咳嗽痰多症状的患者。此外，肠炎患者也不宜饮用，避免病情加重。

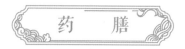

1. 乌梅金樱膏

【配料和制作】乌梅、金樱子各 500 克。将两者洗净后捣碎，加水 2 500 毫升，用砂锅微火熬成 250 毫升。每服 5 毫升，日 3 次，连服 7 天。

【功效主治】益肾固经。适用于月经过多，有瘀块等症。

2. 乌梅姜茶红糖饮

【配料和制作】乌梅肉 30 克，生姜 10 克，茶叶 5 克，红糖适量。制法：将乌梅肉洗净切碎，生姜洗净切丝，同茶叶、红糖共入保温杯中，沸水冲泡半小时即成。代茶频饮。

【功效主治】茶叶对伤寒、痢疾杆菌、金黄色葡萄球菌和绿脓杆菌，均有较强的抑制作用。生姜能温中健脾，红糖能缓中暖胃。乌梅与之同用，共具健脾杀菌，涩肠止痢之功。适用于脾虚泄泻，虚寒型痢疾等症。本方加入胡椒粒 10 枚，更增强其暖胃止痢之效。

3. 乌梅雪梨粥

【配料和制作】乌梅 50 克，雪梨 200 克，糯米 150 克，冰糖适量。乌梅洗净去核，梨去皮切丁，糯米洗净备用。锅中放水煮糯米 20 分钟后下入乌梅、雪梨、冰糖继续煮 20 分钟即可。

【功效主治】清热生津，润肺化痰。适用于干咳时间较长或咳嗽严重者。

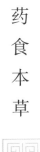

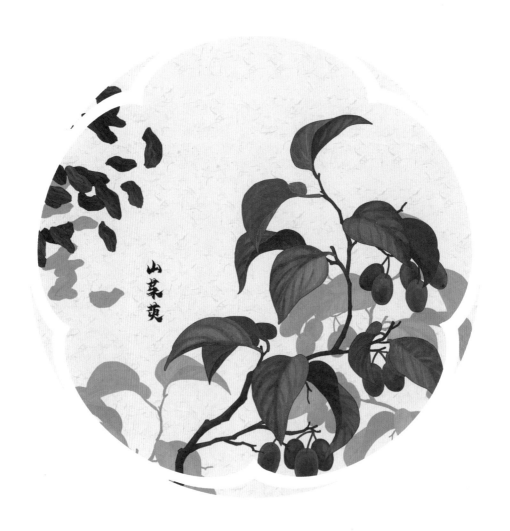

山茱萸

山茱萸别名枣皮、蜀枣、魆实、鼠矢、鸡足、山萸肉、实枣儿等，为山茱萸科植物山茱萸（*Cornus officinalis Sieb. et Zucc*）的干燥成熟果肉。秋末冬初果皮变红时采收果实，用文火烘或置沸水中略烫后，及时除去果核，干燥。

性状 本品呈不规则的片状或囊状，长 1～1.5 厘米，宽 0.5～1 厘米。表面紫红色至紫黑色、皱缩、有光泽。顶端有的有圆形宿萼痕，基部有果梗痕、质柔软。气微，味酸、涩、微苦。

产地 分布于中国山西、陕西、甘肃、山东、江苏、浙江、安徽、江西、河南、湖南等地。

药食小典故

赵王与山茱萸：早在春秋战国时期，诸侯纷争，战乱频繁，当时太行山一带地区属赵国，山上村民大都靠采药为生，但必须把采来的名贵中药向赵王进贡。有一天，一位村民来给赵王进贡药品"山茱萸"，在当时叫"山萸"，谁知赵王见了大怒说："小小山民敢将此俗物当贡品，岂小看了本王，退回！"这时，一位姓朱的御医急忙走了过去对赵王说："山萸是种良药，这位村民听说大王有腰痛痼疾，才特意送来。"赵王却说："寡人用不着什么山萸。"进贡的村民听后只好退出。朱御医见状忙追赶出来说："请把山萸交给我吧！赵王也许终会用上它的。"村民将山萸送给了朱御医。三年后，山萸在朱御医家中长的十分茂盛，他采收、晾干，并保存起来，以备使用。有一天，赵王旧病复发，腰痛难忍，坐卧不起。朱御医见状，忙用山萸煎汤给赵王治疗，赵王服后，症状大减，三日后逐渐痊愈。赵王问朱御医："你给我服用的是什么药？"朱御医回答："此药就是当年村民进贡的山萸。"赵王听后大喜，下令大种山萸。有一年，赵王的王妃得了崩漏症，赵王传旨，命朱御医配药救治。朱御医当即以山萸为主配制方药，治愈了王妃的病。赵王为表彰朱御医的功绩，就将山萸更名为"山朱萸"。后来人们为了表示这是一种草，又将"山朱萸"写成现在的"山茱萸"。

药用价值

【四气五味】气平，味酸。

【归经】归肝、肾经。

【功效】补肝肾，涩精气，固虚脱。

【主治】腰膝酸痛，眩晕，耳鸣，阳痿，遗精，小便频数，肝虚寒热，虚汗不止，心摇脉散。

【用法用量】煎服，6～12克。

【注意事项】凡命门火炽、强阳不痿、素有湿热及小便淋涩者忌服。

【药用附方】

（1）治肾经受湿，腹痛寒厥，足痿不收，腰脽痛，行步艰难；甚则中满，食不下，或肠鸣溏泄。附子（炮去皮脐）、山茱萸（各一两），木瓜干、乌梅（各半两），半夏（汤洗去滑）、肉豆蔻（各三分），丁香、藿香（各一分），上锉散。每服四钱，水盏半，姜钱七片，枣一枚，煎七分，去滓，食前服。（《三因极一病证方论》附子山茱萸汤）

（2）治主风跛痹：山茱萸、附子（炮，去皮）、薯蓣、王荪、牡桂、干地黄、干漆（熬）、秦艽、天雄（炮，去皮）、白术（各半两），狗脊上一十一味，捣筛为散，先食酒服方寸匕，日三。（《千金翼方》山茱萸散）

食用价值

延缓衰老： 山茱萸肉含有丰富的营养物质和功能成分，其果肉富含16种氨基酸和含有大量人体所必需的元素。另外，含有生理活性较强的皂苷原糖、多糖、苹果酸、酒石酸、酚类、树脂、鞣质和维生素A、维生素C等成分，能够延缓衰老、提高耐缺氧、抗疲劳能力、提高记忆力。

减肥降脂： 山茱萸其醇提物还有降血脂的作用，可降低血清三酰甘油、胆固醇的含量，控制体重。

补虚强壮： 山茱萸具有收敛元气，振奋精神、大补虚劳、滋补肝肾、强筋骨等作用。

补肾壮阳： 山茱萸的补精、回春、壮性之效特高，也可治阳痿。

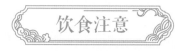

饮食注意

肠胃虚弱或肝火旺盛的人要谨慎食用山茱萸，易导致腹泻；切勿大量服用山茱萸；山茱萸与桔梗、防风、防己相克，不宜同食。

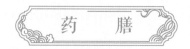

药膳

1. 山萸木贼汤

【配料和制作】山茱萸、木贼各30克。将上述药材一同放入砂锅中，加入清水适量，水煎去渣取汁。每日1剂，分2次服。

【功效主治】补益肝肾、涩精固脱，适用于头晕眼花、腰膝酸软为主症的原发性高血压。

2. 山萸地黄汤

【配料和制作】生地黄20克，山茱萸、枸杞子、龟甲、牡蛎各30克。将上述药材一同放入砂锅中，加入清水适量，水煎去渣取汁。每日1剂，分2次服。

【功效主治】补火助阳、散寒祛湿，治疗以眩晕耳鸣、头重脚轻为主症的原发性高血压。

3. 山萸山药煲苦瓜

【配料和制作】山茱萸、山药各15克，苦瓜250克，猪瘦肉50克，生姜、葱、鸡汤、食盐、味精、花生油各适量。先将山茱萸去杂质，洗净；山药洗净后切片；苦瓜去瓤，洗净后切片；猪瘦肉洗净，切薄片；生姜切丝，葱切段。再将炒勺放火上烧热，加入花生油，烧至六成热，加入猪肉片，炒至猪肉变色时下入苦瓜、山茱萸、山药、生姜、葱、食盐、酱油、鸡汤，烧开后撇去浮沫，再用小火炖至苦瓜熟、汤稠，调入味精，拌匀即可。佐餐食用。

【功效主治】收敛元气、固涩滑脱，治疗以眩晕、口渴、尿多为主的原发性高血压合并糖尿病。

4. 山茱萸固精核桃糖

【配料和制作】山茱萸 250 克，五味子 100 克，核桃肉 750 克，冰糖适量。将五味子洗净，放砂锅内，加冷水浸泡半小时，再煎取浓汁备用；山茱萸洗净，晾干；核桃肉倒入大瓷盆内，加五味子药汁浸泡半小时，再加山茱萸拌匀，放入研细的冰糖，盖好，置锅中，隔水蒸 3 小时即成。每日 2 次，每次取 1 匙嚼服。

【功效主治】补益肝肾，适用于腰膝酸痛、头晕、目眩、早泄、遗尿、尿频、自汗、盗汗、妇女带下、月经不调等。

5. 山茱萸粥

【配料和制作】水发大米 150 克，山茱萸 15 克砂锅注水烧开，放入洗净的山茱萸，煮沸后用小火煮约 15 分钟，全药材析出有效成分，捞出药材及其杂质。倒入洗净的大米，拌匀，烧开后转小火续煮约 30 分钟，至米粒熟透。取下盖，用中火拌煮片刻，关火后盛出煮好的米粥，装入汤碗中，待稍微冷却后即可食用。

【功效主治】滋补肾阴，填精益脑。适用于肝肾不足之头晕目眩，耳鸣腰酸遗精者。

芡　实

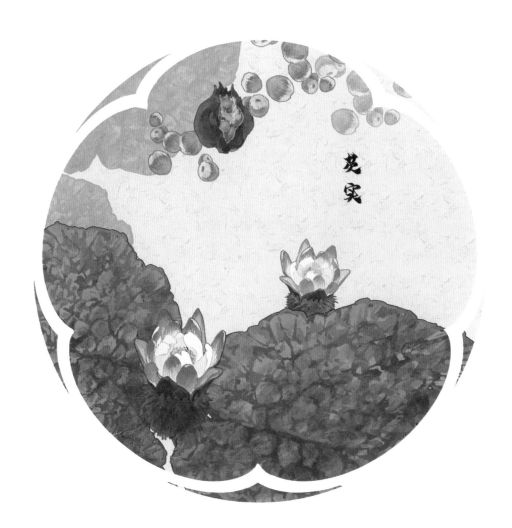

芡实别名鸡头米、卵菱、鸡瘫、鸡头实、雁喙实、刺莲蓬实、刀芡实等，为睡莲科植物芡（EuryaLe feror Salisb）的成熟种仁。秋末冬初采收成熟果实，除去果皮，取出种子，洗净，再除去硬壳（外种皮），晒干。

性状　本品呈类球形，多为破粒，完整者直径 5～8 毫米。表面有棕红色或红褐色内种皮，一端黄白色，约占全体 1/3，有凹点状的种脐痕，除去内种皮显白色。质较硬，断面白色，粉性。气微，味淡。

产地　广泛分布于中国南北各地。

药食小典故

芡实的由来： 有一年大饥荒，村里有个叫倩倩的寡妇，上有婆婆，下有孩子，每天靠挖野菜水草充饥。一天她挖野菜，因饥饿过度晕倒在河边，等她醒来时看到不远处一只只野鸡高高翘起头，定睛一看，发现是形状像鸡头的说不出名字的水草，于是倩倩采了些"鸡头"回去蒸煮，煮好后切开发现里面是一粒粒饱满的果实，剥开硬壳后便露出了雪白的果仁，吃起来有股清香。以后每天倩倩都会采些这样的鸡头果和着野菜煮给家里人吃，就这样倩倩一家慢慢熬过了饥荒的日子，以后人们便把这个食物叫作倩（芡）食（实）。

药用价值

【**四气五味**】气平，味甘。

【**归经**】归脾、肾经。

【**功效**】益肾固精、补脾止泻、祛湿止带。

【**主治**】梦遗、滑精、遗尿、尿频、脾虚久泻、白浊、带下。

【**用法用量**】煎服，15～30 克；或入丸、散，亦可适量煮粥食。

【**注意事项**】

（1）大小便不利者禁服。

（2）食滞不化者慎服。

【药用附方】

（1）治思虑伤心，疲劳伤肾，心肾不交，精元不固，面少颜色，惊悸健忘，梦寐不安，小便赤涩，遗精白浊，足胫酸疼，耳聋目昏，口干脚弱：芡实（蒸，去壳）、莲花须（各二两），茯神（去木）、山茱萸（取肉）、龙骨、五味子、枸杞子、熟地黄（酒蒸，焙）、韭子（炒）、肉苁蓉（酒浸）、川牛膝（去芦，酒浸，焙）、紫石英（煅七次。各一两），上为细末，酒煮山药糊为丸，如桐子大，每服七十丸，空心，盐酒盐汤任下。（《严氏济生方》）

（2）治筋疝：川椒、芡实、菟丝子、小茴香、茯苓、木香、胡巴戟、桃仁、生地，以上为末，酒糊丸桐子大，每服五六十丸，空心盐汤送下。（《医方集宜》）

食用价值

补虚强壮： 芡实补中益气，为滋养强壮性食物，和莲子有些相似，但芡实的收敛镇静作用比莲子强，适用于慢性泄泻和小便频数、梦遗滑精、妇女带多腰酸等。

促进消化： 芡实中含有丰富的蛋白质、脂肪、糖类、维生素和矿物质等多种营养成分，其中有不饱和脂肪酸等，有利于调节血脂，改善人体消化系统的健康，同时，芡实中的粗纤维可以促进胃肠蠕动，有助于消化和排出体内毒素，促进肠道蠕动，提高消化功能。

减肥降脂： 芡实中含有丰富的膳食纤维和多种维生素，可以减少血液中胆固醇的吸收，降低胆固醇的含量，有助于控制体重，预防心血管疾病的发生。

美容养颜： 芡实有抗氧化的作用。芡实中含有丰富的维生素 E、维生素 C 等，可以有效抵御自由基的侵害，延缓衰老，美容养颜。

饮食注意

芡实性质较固涩收敛，不但大便硬化者不宜食用，一般人也不适合把它当主食吃。芡实分生用和炒用 2 种，值得注意的是，芡实无论是生食还是熟食，一次切忌食之过多，否则难以消化。“生食过多，动风冷气，熟食过多，不益脾胃，兼难消化，小儿多食，令不长。”平时有腹胀症状的人更应忌食。此外，外感风寒者也不建议食用芡实。

药　膳

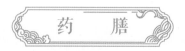

1. 芡实糯米粥

【配料和制作】芡实 30 克，鲜白果 7 颗，糯米 120 克。芡实洗净浸泡 10 小时，白果去外衣切片，糯米洗净备用。砂锅加水煮开后放糯米，芡实白果熬至黏稠且熟烂即可。

【功效主治】固肾涩精，敛肺止咳。适用于遗精滑精，遗尿尿频，脾虚久泻者。

2. 芡实山药炒鸭胗

【配料和制作】芡实 15 克，山药 100 克，鸭胗 300 克，黄彩椒 5 克。芡实洗净蒸熟。山药去皮，改刀成菱形片，汆水。黄彩椒切成菱形块。鸭胗去皮，改刀成花，腌渍，过油至熟。锅中放少油，加入山药，鸭胗调味放入药汁，黄彩椒翻炒勾芡即可。

【功效主治】固肾涩精，益气养目。适用于脾胃消化不良，肺虚久咳者。

3. 芡实莲子红枣粥

【配料和制作】芡实 15 克，干莲子 15 克，红枣 15 克，糯米 150 克。芡实、莲子、红枣、糯米分别洗净，芡实、莲子、糯米放入水中浸泡 2 小时。锅中倒入适量水，上述材料共同煮粥即可。

【功效主治】益肾固精，止遗止带。适用于小便频繁，小便量多、腹泻者。

莲 子

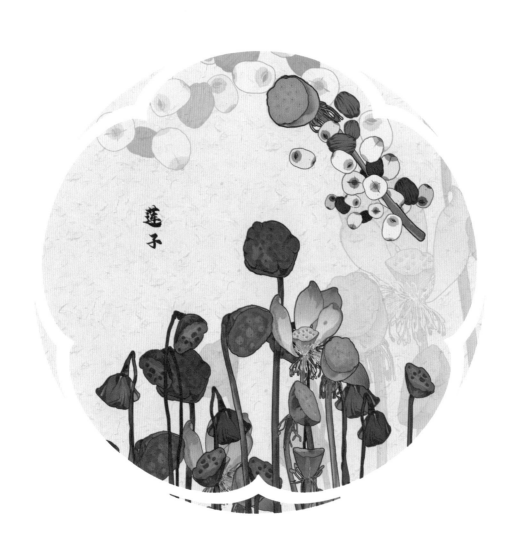

莲子

莲子别名藕实、水芝丹、莲实、莲蓬子、莲肉等，为睡莲科植物莲（*Nelumbo nucifera Gaertn*）的干燥成熟种子。秋季果实成熟时采割莲房，取出果实，除去果皮，干燥，或除去莲子心后干燥。

性状 本品略呈椭圆形或类球形，长 1.2～1.8 厘米，直径 0.8～1.4 厘米。表面红棕色，有细纵纹和较宽的脉纹。一端中心呈乳头状突起，棕褐色，多有裂口，其周边略下陷。质硬，种皮薄，不易剥离。子叶 2，黄白色，肥厚，中有空隙，具绿色莲子心；或底部具有一小孔，不具莲子心。气微，味甘、微涩；莲子心味苦。

产地 广泛分布于中国南北各地。

药食小典故

朱熹与莲子： 南宋著名大思想家、大教育家朱熹 14 岁时因父亲去世，便投身于五夫里的刘子羽，此后就在武夷山前后生活了近四十年，并在武夷山完成了他的理学思想，这一思想成为封建社会后期统治者正统思想。因此有前有孔子后有朱熹之说。少年的朱熹喜欢夹着书本走在林荫道旁，面对莲田高声诵读先师兼理学奠基人周敦颐的《爱莲说》："出淤泥而不染，濯清涟而不妖，中通外直，不蔓不枝……""莲花之君子者也……"他从小就养成了"花之君子"——莲花一样的美德。他矢志做学问，淡泊名利，终于成为我国一代文化巨人。

药用价值

【**四气五味**】气平，味甘。

【**归经**】归脾、肾、心经。

【**功效**】补脾止泻，止带，益肾涩精，养心安神。

【**主治**】脾虚泄泻，带下，遗精，心悸失眠。

【**用法用量**】煎服，10～15 克，去心打碎用。

【**注意事项**】中满痞胀及大便燥结者，忌服。

第十章

收涩药食本草

【药用附方】

（1）治心中蓄积：时常烦躁，因而思虑劳力，忧愁抑郁，是致小便白浊，或有沙膜，夜梦走泄，遗沥涩痛，便赤如血；或因酒色过度，上盛下虚，心火炎上，肺金受克，口舌干燥，渐成消渴，睡卧不安，四肢倦怠，男子五淋，妇人带下赤白；及病后气不收敛，阳浮于外，五心烦热。药性温平，不冷不热，常服清心养神，秘精补虚，滋润肠胃，调顺血气。黄芩、麦门冬（去心）、地骨皮、车前子、甘草（炙，各半两），石莲肉（去心）、白茯苓、黄芪（蜜炙）、人参（各七两半），上锉散。每三钱，麦门冬十粒，水一盏半，煎取八分，去滓，水中沉冷，空心，食前服。发热加柴胡、薄荷煎。(《太平惠民和剂局方》清心莲子饮）

（2）治心热赤浊：石莲肉（连心，六两），甘草（炙，一两），上为细末，每服二钱，空心用灯心煎汤调下。(《奇效良方》莲子六一汤）

食用价值

补虚强壮：莲子用作补益药，补脾止泻，益肾涩精，对于青年人梦多、遗精频繁或滑精者，服食莲子有良好的止遗涩精作用。

安神助眠：莲芯碱则有较强抗钙及抗心律不齐的作用，并能够安神定惊，有助于睡眠。

清热去火：莲子性凉、清热，含有丰富的淀粉及蛋白质，有清热泻火之功能，可以治疗口舌生疮。

益智补脑：中老年人特别是脑力劳动者经常食用莲子，可以健脑，增强记忆力，提高工作效率，并能预防阿尔茨海默病的发生。

提高免疫：莲子中的钙、磷和钾含量非常丰富，还含有其他多种维生素、微量元素、荷叶碱、金丝草苷等物质，营养丰富，能提高人体免疫力，具有防癌抗癌的保健作用。

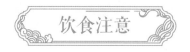

饮食注意

　　莲子容易引起高钾，对于要控制钾摄取量的慢性肾脏病或洗肾患者，须控制摄取。糖尿病患者则须合并主食计算，控制一日淀粉摄取量，以免影响血糖。中满痞胀及大便燥结者，忌服。不能与牛奶同服，否则加重便秘。

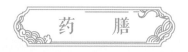

1. 莲肉糕

　　【配料和制作】莲子肉、糯米（或大米）各200克，炒香；茯苓100克（去皮）。共研为细末，白糖适量，一同和匀，加水使之成泥状，蒸熟，待冷后压平切块即成。茯苓为补脾利湿药，与莲子肉、糯米同蒸糕食，则补脾益胃之功尤著。

　　【功效主治】健脾益气，适用于脾胃虚弱、饮食不化、大便稀溏等。

2. 脾益胃散

　　【配料和制作】莲子肉、芡实、扁豆、薏苡仁、山药、白术、茯苓各120克，人参15克（或党参60克）。共炒研末。临用时可加适量白糖。每次用15～30克，以温开水冲调服。

　　【功效主治】滋养补益，健运脾胃。适用于脾虚少食。腹泻，小儿疳积消瘦；肺结核患者肺脾两虚，咳嗽少气等。

3. 莲肉粥

　　【配料和制作】莲子粉15克，大米30克，红糖适量。将大米淘洗干净，与莲子粉、红糖一起放入锅中，加入适量清水煮成粥即可。可随意服食。

　　【功效主治】补脾止泻、养心益肾。适用于脾虚泄泻、遗精、尿频等症。

4. 莲子炒鸭丁

【配料和制作】莲子（水发）50 克，鸭胸肉 200 克，胡萝卜 50 克。鸭肉切丁，码味上浆，滑油至熟备用。莲子煮至熟软备用，胡萝卜去皮切丁焯水备用。锅中留底油，煸香葱姜，下入鸭丁、莲子、料酒、盐、味精炒匀勾芡即可。

【功效主治】滋阴益肾。适用于心阳虚引起的五心烦热、咽干口渴者。

5. 莲子桂圆粥

【配料和制作】莲子、桂圆肉各 30 克，红枣 8 颗，糯米 150 克，白糖适量。莲子去芯，桂圆肉用清水洗净，红枣去核洗净。锅上火加适量的水烧开，加入糯米煮上 5 ～ 8 分钟后，加入莲子、桂圆肉、红枣。烧开后，用小火煮至 30 ～ 35 分钟加白糖即可。

【功效主治】养血安神、补脾益肾。凡中满痞胀、内有积滞以及大便燥结者忌服。适用于心脾两亏、精血不足引起的心悸失眠、腰膝酸软。

参考文献

第一章　解表药食本草

[1] 傅文欣，徐婧祎 . 药食两用话生姜 [J]. 食品与健康，2023，35（1）：60-61.

[2] 卢仲铖，王宇，张佳悦，等 . 生姜中有效成分的粗提取及提取物抑菌活性研究 [J]. 辽宁科技学院学报，2022，24（5）：30-34.

[3] 刘浩 . 紫苏不同部位营养品质及抗氧化能力的比较研究 [J]. 中国食品添加剂，2022，33（10）：237-244.

[4] 宋添力 . 紫苏药茶功效多 [J]. 湖南中医杂志，2022，38（7）：51.

[5] 刘洋 . 夏季清凉茶 [J]. 湖南中医杂志，2022，38（9）：26+149.

[6] 张潇宁 . 薄荷有味是清欢 [J]. 河南电力，2022（7）：80.

[7] 蔡颖莲，黄艺惠，曾德胜，等 . 桑叶的炮制及功效 [J]. 中国中医药现代远程教育，2023，21（1）：51-54.

[8] 梁贵秋，刘开莉，莫炳巧，等 . 桑叶油茶发展现状分析 [J]. 广西蚕业，2022，59（4）：52-55.

[9] 张伟，丁杨飞，陈慧芳，等 . 菊花道地性成因及研究进展 [J]. 安徽中医药大学学报，2023，42（1）：98-104.

[10] 陈财和 . 一杯绽放的菊花茶 [J]. 江西教育，2022（43）：79-80.

第二章　清热药食本草

[1] 姜茗轩，张红兵，李冉，等 . 金银花主要活性成分及内生菌研究进展 [J]. 河北省科学院学报，2022，39（5）：7-13.

[2] 张艳杰 . 金银花提取物功能性质的研究进展 [J]. 农产品加工，2022（16）：79-83.

[3] 刘治廷，王忠娟，张秀娟，等 . 马齿苋抑菌活性成分研究进展 [J/OL]，食品科学，1-32.

[4] 王少迟 . 试论中国马齿苋的利用历史 [J]. 古今农业，2022，（3）：11-26.

[5] 张亚楠，惠香香，秦格，等 . 鲜蒲公英的文献考证及现代临床应用 [J]. 中华中医药杂志，2022，37（8）：4599-4603.

[6] 秦聪聪，杜沁圆，张义敏，等 . 蒲公英的本草考证 [J]. 中国药房，2022，33（20）：2556-2560.

[7] 张现珠，王潇潇，陈贵杰，等 . 大叶苦丁茶多糖的研究进展 [J]. 中国茶叶加工，2022，（1）：49-57.

[8] 杨天友，杨传东 . 余庆小叶苦丁茶营养成分及生物活性分析 [J]. 食品工业，2020，41（8）：323-327.

[9] 于兴娟 . 决明子亦是通便良药 [J]. 家庭医学，2022，681（4）：55.

[10] 张兴 . 认识身边的中药——决明子 [J]. 中医健康养生，2020，6（5）：34-35.

[11] 伍梓豪，韦宇，卫若楠，等 . 鱼腥草的临床应用及其用量探究 [J]. 长春中医药大学学报，2022，38

（10）：1080-1083.

［12］郭洪麟，徐涛，张乔.鱼腥草免疫作用及作用机制研究进展［J］.黑龙江医药，2022，35（1）：50-52.

［13］谷婷，柯增辉，杨欢，等.鱼腥草的药用价值研究进展［J］.吉林中医药，2021，41（5）：694-696.

第三章　理气药食本草

［1］刘昌宇.橘皮入肴花样吃［J］.保健医苑，2022，227（5）：47.

［2］姜允申.橘皮生姜汤化痰止寒咳［J］.家庭医学，2022，675（1）：54.

［3］唐慧，王中琦，许亮，等.木香的本草考证［J］.中国中医药现代远程教育，2022，20（12）：81-84.

［4］祝之友.木香临床注意事项［J］.中国中医药现代远程教育，2020，18（4）：215.

［5］德晟.温中下气用刀豆［J］.开卷有益-求医问药，2017，334（4）：71.

［6］张永清，焦金瑾，张媛，等.玫瑰花酱的研制［J］.中国调味品，2022，47（9）：106-108+112.

［7］王振宇.玫瑰花的药用及食用价值［C］中国药膳研究会.2021中国药膳学术研讨会论文集.

［8］李春宇，袁贞，佘春洁，等.佛手化学成分和药理活性的研究进展［J］.食品与药品，2022，24（2）：187-193.

第四章　消食药食本草

［1］居正.用途越来越广的莱菔子［J］.开卷有益——求医问药，2018，350（8）：52-53.

［2］潘吕文.莱菔子理气特性在临床上的应用及文献复习［J］.中国乡村医药，2015，22（1）：41.

［3］杜鲁慧.药食同源话山楂［J］.开卷有益——求医问药，2022，397（12）：61-62.

［4］马毅.山楂用得好，疾病难靠近［J］.大众健康，2022，449（11）：71.

第五章　温里药食本草

［1］刘永新.图解本草纲目［M］.北京：中医古籍出版社，2017.

［2］李祎晗.舌尖上的中药［M］.北京：华夏出版社，2019.

［3］钱伯文，孟仲法.中国食疗学［M］.上海：上海科学技术出版社，1987.

［4］郝建新，丁艳蕊.中国药膳学［M］.北京：科学技术文献出版社，2007.

［5］薛丽君.中药材百科［M］.哈尔滨：黑龙江科学技术出版社，2019.

［6］程嘉艺.药食同源中药材药理研究与应用［M］.沈阳：辽宁科学技术出版社，2018.

［7］林燕，李建.寿世青编［M］.北京：中国医药科技出版社，2017.

［8］（明）王三才，（明）饶景曜.医便［M］.北京：中国中医药出版社，2014.

［9］谢文英.名医珍藏食物本草［M］.西安：陕西科学技术出版社，2014.

［10］郝建新，丁艳蕊.中国药膳学［M］.北京：科学技术文献出版社，2007.

［11］巢建国，周德生.实用中草药彩色图鉴大全集　全草类　中草药彩色图鉴［M］.长沙：湖南科学技术出版社，2016.

［12］陈永灿丛书.鉴古诗品药膳［M］.上海：上海科学技术出版社，2019.

［13］王者悦.中国药膳大辞典［M］.北京：中医古籍出版社，2017.

［14］刘忠荣.中药丁香减肥作用及机理研究［D］.成都中医药大学，2005.

第六章　利水祛湿药食本草

［1］张锡纯，王云凯.医学衷中参西录［M］.石家庄：河北科学技术出版社，1985.

［2］（明）李时珍；马美著校点.本草纲目［M］.武汉：崇文书局，2017.

［3］（唐）孙思邈.备急千金要方［M］.长春：时代文艺出版社，2008.

［4］郁东海，朱江，顾建钧.常见中药功效与家庭种植技巧［M］.上海：上海科学技术出版社，2017.

［5］田燕.一味中药降血压［M］.北京：金盾出版社，2015.

［6］陈剑雄.饮食疗法［M］.广州：广东科技出版社，2003.

［7］薛丽君.中药材百科［M］.哈尔滨：黑龙江科学技术出版社，2019.

［8］程嘉艺.药食同源中药材药理研究与应用［M］.沈阳：辽宁科学技术出版社，2018.

［9］张彩山.从生活中学中医速查全书［M］.天津：天津科学技术出版社，2014.

［10］杨世忠.中医膳食食疗学［M］.北京：中医古籍出版社，2014.

［11］彭游，李仙芝，柏杨.赤小豆活性成分的提取及保健功能研究进展［J］.食品工业科技，2013，34（9）：389-391+395.

［12］罗大伦.《神农本草经》里的中药智慧——赤小豆［J］.食品与健康，2013，235（3）：28-29.

［13］田继民.赤小豆药用价值与临床应用［J］.中国社区医师（医学专业），2011，13（7）：17.

［14］胡献国.清热解毒赤小豆［J］.家庭科技，2011，221（5）：31.

第七章　化痰止咳平喘药食本草

［1］王者悦.中国药膳大辞典［M］.北京：中医古籍出版社，2017.

［2］洪巧瑜.《药食同源与健康》［M］.北京：中国中医药出版社，2021.

［3］程嘉艺.药食同源中药材药理研究与应用［M］.沈阳：辽宁科学技术出版社，2018.

［4］李春生.中草药鉴别与应用［M］.天津：天津科学技术出版社，2020.

［5］韦桂宁，胡炳义.图解《本草纲目》养生经［M］.北京：军事医学科学出版社，2015.

［6］田燕.北京名医世纪传媒：一味中药降血压（第2版）［M］.郑州：河南科学技术出版社，2018.

［7］洪巧瑜.药食同源与健康［M］.北京：中国中医药出版社，2021.

［8］夏梦雨，张雪，王云，等.白果的炮制方法、化学成分、药理活性及临床应用的研究进展［J］.中国药房，2020，31（1）：123-128.

［9］刘璐.白果现代药理学研究概况［J］.河南中医，2022，42（5）：801-805.

［10］罗运兴，杨胜玉.川贝母的临床应用概况［J］.亚太传统医药，2010，6（4）：158-159.

［11］范正敏.银杏叶制剂可治疗哪些疾病［J］.求医问药，2011，94（5）：16.

［12］夏树林.清热良药胖大海［J］.大家健康（上旬版），2014，（9）：27.

［13］吴月亮，许淼，董胜君，等.不同产区苦杏仁营养成分分析［J］.食品工业科技，2019，40（23）：300-305.

［14］杨国辉，魏丽娟，王德功，等.中药苦杏仁的药理研究进展［J］.中国兽医杂志，2017，197（4）：75-76.

［15］范海洲.浅谈杏仁的药性及功效［J］.湖北中医杂志，2016，38（5）：67-68.

［16］韦栋，杨林杰，杨玉丹，等.罗汉果醇及其衍生物的药理作用研究进展［J］.现代药物与临床，2022，37（11）：2659-2664.

［17］李今玉，金松竹.罗汉果的临床应用［J］.现代医药卫生，2011，27（21）：3286-3287.

［18］于凡，王秋玲，许利嘉，等.胖大海本草考证及现

代应用进展［J］.中国现代中药，2022，24（2）：352-356.

［19］王如峰，杨秀伟，马超美，等.胖大海中脂肪酸成分的气-质联用分析［J］.中国中药杂志，2003（6）：56-58.

［20］詹强.药膳家常菜［J］.健康博览，2017，（12）：57.

［21］肖斯婷，曹春然，刘红艳，等.银杏叶提取物的药学研究进展［J］.中国药事，2022，36（4）：429-443.

药
食
本
草

第八章　理血药食本草

［1］王者悦.中国药膳大辞典［M］.北京：中医古籍出版社，2017.

［2］李易男.颈腰椎关节病的治疗与调养大字本［M］.上海：上海科学技术文献出版社，2018.

［3］罗红梅.中医药膳实用技术［M］.郑州：河南科学技术出版社，2012.

［4］杨智盛，谢英彪，丁永强，等.心脑血管病保健妙招［M］.北京：人民军医出版社，2015.

［5］陈美霓.养生药粥汇集［M］.南昌：江西科学技术出版社，2011.

［6］蔡向红.最美女人身妇科调理圣经［M］.西安：陕西科学技术出版社，2015.

［7］施仁潮.补药吃对才健康［M］.北京：金盾出版社，2016.

［8］金志文.百花百草治百病［M］.北京：中国妇女出版社，2008.

［9］朱安运，邓亮，孙琳，等.西红花苷保护心血管疾病药理研究进展［J］.中华中医药学刊，2018，36（2）：336-340.

［10］楚溪，刘涛，韩雪，等.西红花的化学成分和心血管药理作用的研究概况［J］.广州化工，2016，44（18）：30-32.

［11］李艳，苗明三.益母草药理作用的研究进展［J］.

中华中医药学刊，2022：1-14.

［12］黄朝蓉，杨兆祥.三七茎叶中皂苷成分及药理作用研究进展［J］.中国民族民间医药，2022，31（23）：51-58+82.

第九章　补益药食本草

［1］国家药典委员会.中华人民共和国药典：2020年版.一部［M］.北京：中国医药科技出版社，2020.

［2］郝近大.鲜药的研究与应用［M］.北京：人民卫生出版社，2003.

［3］徐世一，刘秀波，陆佳欣，等.黄芪活性成分抗肿瘤作用机制的研究进展［J］.中草药，2022，53（23）：7613-7623.

［4］郝珍飞，刘迪，付明月，等.补益类降脂中药治疗血脂异常的研究进展［J］.实用中医内科杂志，2022，36（5）：132-136.

［5］董又滋，赵泉霖.黄芪多糖治疗2型糖尿病的多芯片联合分析［J］.时珍国医国药，2022，33（6）：1500-1505.

［6］张磊，杨婷婷，郑波.枸杞多糖对造血系统支持作用的研究进展［J］.中国新药与临床杂志，2023，1-12.

［7］赵贵芳，贾旭，何江双，等.枸杞多糖在防治糖尿病中的作用［J］.吉林医药学院学报，2019，40（6）：442-444.

［8］安香霖，鲁金月，董辉，等.中药多糖调控肿瘤微环境的研究进展［J］.现代药物与临床，2022，37（9）：2142-2147.

［9］李瑞.中医古籍润肤泽面外用美容方的组方及用药特点［D］.北京中医药大学，2017.

［10］张文娟，王庆伟，刘琳娜，等.藏药蕨麻的研究进展［J］.中国药业，2010，19（19）：1-3.

［11］高继明.秋季进补，试试西洋参［J］.湖南中医杂志，2022，38（10）：70-78.

［12］邓沂.夏季清补，了解一下西洋参［J］.中医健康养生，2021，7（6）：39-41.

［13］谢佳明，阚玉娜，刘笑男，等.西洋参中人参皂苷结构多样性及药理活性研究进展［J］.辽宁中医药大学学报，2022，24（1）：75-80.

［14］郑庆丰.杜仲汤配合熏蒸治疗腰椎骨折术后残留腰痛临床观察［J］.中国中医药现代远程教育，2022，20（21）：70-72.

［15］李博闻，张立攀.杜仲叶抗氧化研究进展［J］.河南科学，2022，40（8）：1250-1256.

［16］张明发，沈雅琴.甘草及其活性成分抗炎与抗炎机制的研究进展［J］.现代药物与临床，2011，26（4）：261-268.

［17］高雪岩，王文全，魏胜利，等.甘草及其活性成分的药理活性研究进展［J］.中国中药杂志，2009，34（21）：2695-2700.

［18］李曦，张丽宏，王晓晓，等.当归化学成分及药理作用研究进展［J］.中药材，2013，36（6）：1023-1028.

［19］王旖含.初春多喝4道"养颜汤"［N］.健康时报，2008-02-25（004）.

［20］张晓君，祝晨蔌，胡黎，等.当归多糖的免疫活性和对造血功能影响［J］.中药药理与临床，2002（5）：24-25.

［21］青和.大漠造就的健康之神［N］.中国消费者报，2002-03-19（B01）.

［22］肉苁蓉 补肾壮阳 强阴益精［N］.中国中医药报，2015-11-06（005）.

［23］李媛，宋媛媛，张洪泉.肉苁蓉的化学成分及药理作用研究进展［J］.中国野生植物资源，2010，29（1）：7-11.

［24］李燕，谢淼，邵明莎，等.近10年来天麻的药理作用及化学成分研究进展［J］.中华中医药学刊，2017，35（12）：2987-2993.

［25］谢学渊，晁衍明，杜珍，等.天麻多糖的抗衰老作用［J］.解放军药学学报，2010，26（3）：206-209.

［26］孙晓芳，王巍，王丹巧，等.天麻及其制剂神经保护机制的研究进展［J］.中国中药杂志，2004，（4）：8-11.

［27］查学强，王军辉，潘利华，等.石斛多糖体外抗氧化活性的研究［J］.食品科学，2007，（10）：90-93.

［28］陈晓梅，郭顺星.石斛属植物化学成分和药理作用的研究进展［J］.天然产物研究与开发，2001，（1）：70-75.

［29］罗慧玲，蔡体育，陈巧伦，等.石斛多糖增强脐带血和肿瘤病人外周血 LAK 细胞体外杀伤作用的研究［J］.癌症，2000，（12）：1124-1126.

［30］江振友，林晨，刘小澄，等.灵芝多糖对小鼠体液免疫功能的影响［J］.暨南大学学报（自然科学与医学版），2003，（2）：51-53.

［31］罗俊，林志彬.灵芝三萜类化合物药理作用研究进展［J］.药学学报，2002，（7）：574-578.

［32］李荣芷，何云庆.灵芝抗衰老机理与活性成分灵芝多糖的化学与构效研究［J］.北京医科大学学报，1991，（6）：473-475+471.

［33］金雪莲.红景天苷在不同缺氧状况下抗缺氧作用的实验研究［J］.卫生职业教育，2012，30（3）：121-122.

［34］王家明，闫继平，王盛虔.红景天的药理作用研究进展［J］.中医药学报，2003，（4）：57-59.

［35］姜文华，孟晓婷，郝利铭，等.红景天素抗老化和抗痴呆效应的实验研究［J］.白求恩医科大学学报，2001，（2）：127-129.

［36］范冬冬，匡艳辉，向世勰，等.绞股蓝化学成分及其药理活性研究进展［J］.中国药学杂志，2017，52（5）：342-352.

参考文献

［37］钱新华，王俏先，唐晓玲，等.绞股蓝多糖对免疫功能的影响［J］.中国药科大学学报，1999，（1）：53-55.

［38］林晓明，冯建英，龙珠，等.银耳、茯苓、绞股蓝对小鼠免疫功能和清除自由基的作用［J］.北京医科大学学报，1995，（6）：455-457+473.

［39］封铧，张锦丽，李向阳，等.黑芝麻的营养成分及保健价值研究进展［J］.粮油食品科技，2018，26（5）：36-41.

［40］李娜.芝麻的营养成分与食疗保健作用［J］.中国食物与营养，2008，（5）：55-57.

［41］关立克，张锦玉，邢程.黑芝麻油对动脉粥样硬化兔血脂和主动脉形态学的影响［J］.时珍国医国药，2007，（2）：350-351.

［42］李瑞.中医古籍润肤泽面外用美容方的组方及用药特点［D］.北京中医药大学，2017.

［43］牛华.药食两用话百合［J］.抗癌之窗，2011，（6）：56-57.

［44］沈尔安.百合——养胃抗癌佳品［J］.中国保健营养，2001，（6）：31.

［45］杨栋峰，陈常莲，童海涛，等.《中国药膳大辞典》中气虚体质的药膳调养组方规律研究［J］.中医药导报，2021，27（1）：171-174.

［46］武莎，瞿萍，万金华，等.黄芪多糖对免疫细胞调控作用研究进展［J］.江西中医药，2022，53（3）：75-77.

［47］李海洋，李若存，陈丹，等.白扁豆研究进展［J］.中医药导报，2018，24（10）：117-120.

［48］张兴.认识身边的中药——龙眼肉［J］.中医健康养生，2020，6（6）：24-25.

［49］郭倩倩，张晓卫，周暄宣，等.龙眼的化学成分与药理活性研究［J］.现代生物医学进展，2011，11（23）：4552-4555.

［50］谭令，任北大，程发峰，等.经方中大枣应用规律浅析［J］.浙江中医药大学学报，2019，43（9）：940-944.

［51］陈明明，成泽东，陈以国.《伤寒论》中大枣用量规律浅析［J］.中医药学刊，2006，（1）：98-99.

［52］陈熹，李玉洁，杨庆，等.大枣现代研究开发进展与展望［J］.世界科学技术-中医药现代化，2015，17（3）：687-691.

第七章　收涩药食本草

［1］徐权云，卞如濂，陈修.药理实验方法学［M］.北京：人民卫生出版社，2002.

［2］王者悦.中国药膳大辞典［M］.北京：中医古籍出版社，2017.

［3］周邦靖.用中药的抗菌作用及其测定方法［M］.重庆：科学技术出版社重庆分社，1987.

［4］韦桂宁，胡炳义.图解《本草纲目》养生经［M］.北京：军事医学科学出版社，2015.

［5］郭盛，段金廒，朱邵晴，等.基于多元功效成分的山茱萸药材质量标准提升研究［J］.中国中药杂志，2015，40（15）：3017-3021.

［6］田继民.乌梅药用价值与临床应用［J］.中国社区医师（医学专业）.2011，13（7）：17.

［7］郑金生.海外回归中医善本古籍必书［M］.北京：人民卫生出版社，2003.

［8］孙凝渷.甜蜜养生话莲子［J］.健康生活，2013，（8）：40.

［9］周玲.浅论枸杞、莲子益健脑防癌的作用［A］.四川省营养学会.四川省营养学会成立十周年.